Ali Zabara
Samir Bakry
Sanaa Hussein

Precisão dimensional do material de impressão híbrido de vinil siloxanéter

Ali Zabara
Samir Bakry
Sanaa Hussein

Precisão dimensional do material de impressão híbrido de vinil siloxanéter

ScienciaScripts

Imprint

Cover image: www.ingimage.com

This book is a translation from the original published under ISBN 978-3-659-62143-7.

Publisher:
Sciencia Scripts
is a trademark of
Dodo Books Indian Ocean Ltd. and OmniScriptum S.R.L publishing group

120 High Road, East Finchley, London, N2 9ED, United Kingdom
Str. Armeneasca 28/1, office 1, Chisinau MD-2012, Republic of Moldova, Europe
Printed at: see last page
ISBN: 978-620-8-07312-1

Índice:

DEDICAÇÃO

***Ao** meu precioso pai,* o meu modelo supremo de vida, que me inspirou, encorajou e apoiou totalmente em todas as provas que encontrei para dar um passo em frente.

***À** minha querida mãe,* a minha alma espiritual, cuja paciência, amor inesgotável, compreensão e orações iluminaram o meu caminho para o melhor.

***À** minha mulher,* o meu verdadeiro amor, a minha doce vida, a moradora do meu coração e a minha querida companheira... Ao longo de toda a minha vida, ela esteve sempre ao meu lado, motivando os meus passos, sacrificando o seu esforço e ultrapassando as dificuldades da vida.

***Aos** meus filhos mais queridos,* Yousif e Yahya, por quem a minha vida foi colorida com um sabor especial de felicidade.

***Às** minhas adoráveis irmãs e **ao** meu irmão,* o seu enorme amor, o seu apoio constante e a sua cooperação deram-me força para continuar.

***A** todos os meus familiares e amigos.*

RECONHECIMENTO

Todos os louvores são para **Alá**, o mais gracioso, o mais misericordioso, de quem dependo para sustento e orientação. Foi a Sua força, apoio, compaixão e esperança que me fizeram realizar este estudo.

Dr. Samir Bakry, Professor de Prótese Dentária Fixa, pela sua orientação paciente, encorajamento entusiástico, observações úteis e instruções úteis para completar esta investigação com sucesso. Ele nunca aceitou menos do que os meus melhores esforços. Assim, fui sempre motivado, encorajado e desafiado pela sua supervisão estimulante. Sem a sua paciência e orientação, este estudo não teria sido realizado, pelo que será para sempre recordado como um Professor de Dentisteria Protética Fixa verdadeiramente notável e um académico distinto.

Duvido que alguma vez seja capaz de transmitir plenamente o meu apreço, mas devo a minha eterna gratidão à minha orientadora, **Prof. Dra. Sanaa Husein Abd El-Kader**, professora de Dentisteria Protética Fixa e Chefe do Departamento de Dentisteria Conservadora, pela sua paciência, motivação, entusiasmo, compreensão, bondade e imenso conhecimento. Não poderia desejar ter um melhor supervisor e mentor para a minha investigação. Por isso, sinto-me muito honrado por ser um dos seus alunos.

Gostaria de expressar a minha mais sincera gratidão à minha supervisora, a **Prof.ª Dr.ª Fayza Hassan Al. Fayza Hassan Al. Abbassy**, professora de Ciência dos Materiais Dentários e Diretora do Departamento de Biomateriais Dentários, pelo seu enorme apoio, ajuda incansável, sugestões valiosas, bondade e conselhos preciosos ao longo deste estudo. Dedicou muito do seu tempo para que o meu estudo fosse concluído com êxito. A sua ajuda é muito apreciada.

Dr. Abdullah Khalil, professor de Engenharia de Produção, pelo seu esforço generoso e paciência ilimitada na medição das amostras durante este estudo.

Não há palavras para expressar o meu apreço pelo **Prof. Dr. Mohammed Hussein,** pela sua grande ajuda na parte estatística deste estudo.

Gostaria também de agradecer ao meu cunhado, amigo e colega, **Dr. Thiyezen Abdullah Aldlie,** por me ter ajudado e impulsionado até chegar ao caminho certo. Ele fez-me compreender a minha própria força e determinação, com as quais segui em frente.

Gostaria de agradecer ao meu amigo e colega **Dr. Amin Mohamed Elfatih** pela sua enorme ajuda e orientação em todas as etapas deste estudo.

Finalmente, gostaria de estender os meus agradecimentos a todos os membros do pessoal do Departamento de Dentisteria Conservadora, da Faculdade de Medicina Dentária e da Universidade de Alexandria pelo seu apoio, ajuda e amabilidade. A minha gratidão vai também para todos os que contribuíram de alguma forma para tornar este trabalho possível.

INTRODUÇÃO

Os materiais de impressão são largamente utilizados para registar a geometria dos tecidos dentários duros e moles durante o tratamento dentário ou para registar as relações dos dentes com os tecidos circundantes.

A impressão é uma parte crucial do processo de construção de uma prótese bem ajustada; é imperativo que copie a topografia exacta do local registado e a traduza com precisão para o seu molde. Para o conseguir, o material de moldagem tem de ser exato e estável.

Vários factores podem influenciar a qualidade da impressão, incluindo o material de impressão, a técnica de impressão, a moldeira de impressão, a quantidade de material, entre outros.

Um grande desafio para um material de moldagem dentária é humedecer a estrutura dentária preparada, para obter uma moldagem precisa.[1] A hidrofilicidade é considerada como um fator de influência importante quando o material flui em contacto com a humidade.

Os materiais mais utilizados são o poliéter e o polissiloxano vinílico (silicone de adição). O poliéter (PE), introduzido na década de 1960, há muito que é popular entre os clínicos por proporcionar impressões dimensionalmente estáveis. Esta propriedade hidrofílica facilita o contacto do material não fixado com os tecidos intra-orais húmidos, bem como a humidificação da impressão polimerizada pelo material de moldagem do gesso.[2]

No entanto, o poliéter tem algumas desvantagens: a rigidez do material de presa, que causa problemas ao separar um molde de pedra da impressão. O poliéter só é estável se for armazenado seco, porque o material de presa absorve a humidade e sofre alterações dimensionais significativas.[3]

O vinil polissiloxano (VPS) foi introduzido na década de 1970 e a sua grande difusão deveu-se à sua precisão dimensional e estabilidade. As vantagens dos materiais VPS incluem uma excelente recuperação elástica, facilidade de manuseamento, capacidade de produzir vários moldes a partir de uma impressão e boa reprodutibilidade dos detalhes.[3] A principal limitação do VPS é a sua hidrofobicidade devido à presença de um grupo de hidrocarbonetos alifáticos em torno da ligação de siloxano, pelo que requer um ambiente seco para obter uma impressão precisa.[1]

Recentemente, foi desenvolvida uma nova geração de materiais de moldagem híbridos denominados siloxanéter vinílico (VSE) com uma base derivada de materiais de moldagem de poliéter e polissiloxano vinílico. A composição destina-se a incorporar a hidrofilicidade natural e a capacidade de escoamento dos materiais PE convencionais, juntamente com as propriedades desejáveis dos materiais PVS, tais como a recuperação elástica, a resistência ao rasgamento, a precisão dimensional e a estabilidade. Este material tem sido relatado como tendo um potencial razoável para molhar superfícies húmidas.[4,5] No entanto, foram encontradas poucas provas na literatura atual relativamente à precisão deste material de impressão elastomérico recentemente formulado, o VSE.

O objetivo deste estudo foi avaliar a precisão dimensional do material de moldagem de siloxanéter de vinilo recentemente introduzido, em comparação com os materiais de moldagem de poliéter e polissiloxano de vinilo normalmente utilizados.

Capítulo 1
REVISÃO DA LITERATURA

A exatidão do material de impressão, tanto em termos de precisão dimensional como de reprodução de pormenores, é um pré-requisito essencial para uma impressão bem sucedida.[5]

A exatidão dimensional e a estabilidade dos materiais de moldagem são os factores mais determinantes para uma restauração de gesso bem sucedida. Pode ser definida como a capacidade do material para reproduzir detalhes finos e a sua capacidade para manter esses detalhes.[6]

História e tipos de materiais de impressão

A utilização alargada de restaurações indirectas tem sido, em grande parte, uma consequência da evolução de várias categorias de materiais de moldagem elastoméricos. Ao longo do tempo, foram introduzidos no mercado vários materiais com o objetivo de melhorar a qualidade da moldagem. O primeiro material de impressão elastomérico sintético, lançado em 1950, foi o polissulfureto. A sua elasticidade era suficiente para ser removido das áreas retentivas.

Mais tarde, em 1955, a introdução do silicone de condensação representou um avanço nos materiais de impressão, uma vez que já não necessitava de moldeiras personalizadas. Em 1965, o poliéter foi introduzido na Alemanha como o primeiro material elastomérico desenvolvido para ser utilizado em medicina dentária, enquanto os outros foram utilizados pela primeira vez na indústria. Os silicones adicionais foram lançados em 1975, apresentando boas caraterísticas.[1,7]

Os materiais de impressão de silicone de adição são utilizados em medicina dentária há mais de 40 anos. Estima-se que tenham conquistado aproximadamente metade do mercado de materiais de moldagem.[8] Sabe-se que os silicones de adição estão entre os materiais mais dimensionalmente precisos e estáveis disponíveis para a realização de moldagens.[9,10] São capazes de registar impressões precisas com uma excelente reprodução da superfície e não têm propriedades de sabor ou coloração desagradáveis, pelo que são muito precisos quando utilizados na prática clínica dentária.[1,7,11,12]

Embora a exatidão das formulações tradicionais de polissiloxano vinílico esteja bem estabelecida na literatura, a investigação contínua de novas formulações é fundamental para verificar se a exatidão dos materiais anteriormente investigados foi mantida.[13-15]

Samet et al (2005)[10] efectuaram uma avaliação clínica de impressões de próteses parciais fixas. Os silicones de adição (53,9%) foram o material de moldagem mais comum utilizado nas impressões examinadas, seguido do silicone de condensação (26,4%) e do poliéter (19,7%). As impressões feitas com silicones de adição mostraram os erros menos detectáveis, como vazios ou rasgos na margem e problemas de fluxo, seguidos pelo silicone de condensação e depois pelo poliéter.

Faria et al (2008)[16] afirmaram que, em relação à exatidão, os silicones de condensação apresentaram maiores discrepâncias do que os silicones de adição. Enquanto a silicona de condensação apresenta o álcool etílico como produto da reação, causando encolhimento da impressão, a silicona de adição não liberta produtos voláteis da reação, melhorando a precisão.[7]

A principal limitação do VPS é a sua hidrofobicidade devido à presença de um grupo de hidrocarbonetos alifáticos em torno da ligação de siloxano, pelo que requer um ambiente seco para obter uma impressão precisa.[1]

Para ultrapassar a hidrofobicidade do VPS, os fabricantes incorporaram surfactantes intrínsecos no VPS e comercializaram estes materiais como VPS hidrofílico. No entanto, existe alguma controvérsia relativamente ao seu efeito clínico no estado não polimerizado, uma vez que muitos autores concluíram que estes materiais de VPS modificados permanecem hidrofóbicos no estado líquido não polimerizado e não molham adequadamente as superfícies húmidas. Afirmaram que o aditivo tensioativo apenas melhorou o procedimento de vazamento da impressão polimerizada com lamas de gesso.[17-20]

Recentemente, foi desenvolvida uma nova geração de materiais de moldagem híbridos denominados siloxanéter vinílico (VSE) com uma base derivada de materiais de moldagem de poliéter e polissiloxano vinílico. A composição destina-se a incorporar a hidrofilicidade natural e a capacidade de escoamento dos materiais PE convencionais, juntamente com as propriedades desejáveis dos materiais PVS, tais como a recuperação elástica, a resistência ao rasgamento, a precisão dimensional e a estabilidade. Este material tem sido relatado como tendo um potencial razoável para molhar superfícies húmidas.[4,5] No entanto, foram encontradas poucas provas na literatura atual relativamente à precisão deste material de impressão elastomérico recentemente formulado, o VSE.

Stober et al (2010)[5] examinaram as propriedades e o desempenho do vinil polissiloxano, do poliéter e do produto híbrido vinilsiloxanéter. As impressões foram feitas a partir de um modelo mestre contendo uma preparação de coroa simulada. Foram avaliadas as alterações dimensionais entre o modelo mestre e os moldes de trabalho. Concluíram que as impressões monofásicas de vinilsiloxanéter e as impressões de dupla viscosidade de vinilsiloxanéter demonstraram uma precisão aceitável para utilização clínica com desinfeção por imersão, sendo comparáveis aos resultados dos materiais PE e VPS e que as diferenças em relação ao modelo mestre eram pequenas.

Enkling et al (2012)[21] estudaram o desempenho do poliéter e do vinil siloxanéter e do silicone de adição para a técnica de moldagem de implantes monofásicos abertos. Concluíram que os resultados globais do material de vinilsiloxanéter em termos das avaliações dos pacientes, dentistas e técnicos dentários provaram ser equivalentes ou superiores aos do material de poliéter.

Factores que afectam a precisão dimensional do molde de trabalho

A- Efeito da seleção e manipulação do material de impressão na precisão dimensional

Wadhwani (2005)[14] avaliou a exatidão de dois tipos de materiais de moldagem de presa rápida recentemente formulados. Os materiais de impressão examinados foram um polissiloxano vinílico de presa rápida FS-PVS, um poliéter de presa rápida

FSPE e um poliéter de presa regular como controlo. Os materiais de impressão elastoméricos de presa rápida testados demonstraram ser tão precisos como o material de presa normal testado. Os troquéis de trabalho PE e PE-FS eram maiores em todas as dimensões em comparação com o preparado de aço inoxidável, enquanto que o VPS-FS gerou troquéis de trabalho com dimensões oclusogengivais (OG) e mesiodistais (MD) reduzidas, podendo ser necessário um alívio adicional do troquel. As diferenças detectadas foram pequenas e podem não ter significado clínico.

Faria et al (2008)[16] compararam a exatidão de diferentes materiais e técnicas de moldagem utilizados para próteses parciais fixas, seguindo as instruções dos fabricantes. Foram utilizados materiais elastoméricos e foram obtidos moldes de gesso após as impressões. O poliéter e o silicone de adição com a técnica de fase única foram estatisticamente diferentes do silicone de condensação e do silicone de adição com a técnica de mistura dupla, apresentando discrepâncias menores. Os resultados mostraram que os diferentes materiais e técnicas de moldagem influenciaram a precisão dos modelos de gesso, sendo que o poliéter, o polissulfeto e o silicone de adição com técnica monofásica foram mais precisos do que o material de silicone de condensação.

Kang et al (2009)[22] avaliaram a exatidão dos materiais de moldagem VPS reformulados utilizando a técnica de moldagem de arcada dupla de passo único. Os materiais de moldagem avaliados foram Imprint 3 Penta Putty com corpo regular (IP-0); Imprint 3 penta Heavy e Light-Body (IP-1); Aquasil Ultra Rigid (AQ-1); e Aquasil ultra Heavy (AQ-2). Os resultados mostraram que as diferenças detectadas eram pequenas e clinicamente insignificantes. Os dados sugerem que a utilização de materiais de moldagem de polisiloxano vinílico de presa rápida com maior rigidez, em combinação com uma moldeira plástica de dupla arcada, produz moldes de trabalho precisos para restaurações indirectas. Os troquéis de trabalho a partir de impressões com massa mais rápida reformulada podem requerer um alívio adicional do troquel ou uma expansão adicional do revestimento.

Aguilar et al (2009)[23] compararam a distorção de materiais de moldagem de silicone de adição hidrofílica e de poliéter misturados mecanicamente e avaliaram o efeito da distância entre copas na distorção da transferência de implantes dentários. Foi utilizada a técnica de moldagem direta e a mistura mecânica. Foram calculadas as distâncias lineares (concentricidade) e as inclinações angulares (perpendicularidade, paralelismo) para medir a distorção da moldagem relativamente às posições/ angulações dos implantes no molde definitivo. O poliéter e o silicone de adição hidrofílica avaliados demonstraram uma estabilidade dimensional semelhante para as impressões dos implantes. O silicone demonstrou uma menor distorção da perpendicularidade do que o poliéter.

Pereira et al (2010)[24] avaliaram as alterações dimensionais lineares em troquéis de gesso obtidos com diferentes materiais elastoméricos, utilizando uma técnica de moldagem em coping de resina com conchas individuais. Para a obtenção das moldagens foi utilizado um molde mestre confeccionado em aço inoxidável com caraterísticas de prótese fixa com dois dentes pilares preparados. Foram registados pontos de referência (A, B, C, D, E e F) nas superfícies oclusais e vestibulares dos pilares para registar as distâncias. As distâncias entre os pontos identificados nos moldes de gesso foram medidas com um microscópio ótico. Os resultados demonstraram que o silicone de adição proporcionou a melhor precisão, seguido do poliéter, do polissulfureto e do silicone de condensação.

Kronstrm et al (2010)[25] compararam a precisão de um material de impressão de polimerização por metátese com abertura de anel (ROMP) recentemente formulado, de presa rápida, com polissiloxano vinílico e poliéter, antes e depois da desinfeção por pulverização e imersão. Foi utilizada uma técnica de mistura dupla num único passo, num tabuleiro de plástico rígido. O material de impressão ROMP demonstrou produzir impressões e moldes de trabalho tão precisos como os do poliéter e do polisiloxano vinílico, com desinfeção de nível intermédio e elevado. Não foram detectadas diferenças significativas entre os três materiais de impressão para as dimensões da arcada cruzada (CA), BL e MD. Em geral, a dimensão antero-posterior (AP) foi mais exacta do que a CA, as dimensões do molde de trabalho para VPS com desinfeção por imersão foram significativamente mais curtas do que com PE e ROMP.

Schmitter et al (2012)[26] Realizaram um estudo clínico para comparar as taxas de sucesso das impressões de dupla viscosidade para dois tipos de técnicas de mistura do material de impressão elastomérico de poliéter. 290 indivíduos (727 dentes) foram incluídos no ensaio. Os pacientes foram selecionados aleatoriamente para os dois tipos de técnicas de mistura. Foram efectuadas impressões de dupla viscosidade num passo com o material de moldeira Impregum Soft misturado estaticamente ou Impregum Penta H DuoSoft misturado dinamicamente. Em ambos os grupos foi utilizado Impregum Garant L DuoSoft de baixa viscosidade. Ambas as técnicas de mistura mostraram taxas de sucesso quase iguais, embora as taxas de sucesso fossem comparativamente mais baixas com o material de moldeira Impregum Soft misturado estaticamente do que com o Impregum Penta H DuoSoft misturado dinamicamente, sem diferença estatisticamente significativa.

B- Efeito da composição do material de moldagem elastomérico na precisão dimensional

1- Hidrofilicidade (surfactante) e precisão dimensional

Os polilsiloxanos de vinil são hidrofóbicos em comparação com os materiais de impressão de poliéter. No entanto, uma vez que a espinha dorsal do poliéter é polar, os materiais de impressão de poliéter são inerentemente hidrofílicos.[27]

Existem dois aspectos diferentes da natureza hidrofóbica dos materiais de impressão de VPS. O primeiro aspeto está relacionado com a energia livre de superfície do VPS sólido e polimerizado e com o elevado ângulo de contacto que se forma normalmente quando as impressões de VPS polimerizado são molhadas com materiais de gesso dentário.[28,29] O segundo aspeto está relacionado com a energia livre de superfície da fase líquida não polimerizada do material de moldagem e com a capacidade ou falta de capacidade do VPS líquido para humedecer os tecidos orais durante a moldagem.[11,12,30,31] Na literatura, o termo hidrofobicidade tem sido utilizado indistintamente para descrever estes dois fenómenos, criando confusão.[11,12]

Como mencionado anteriormente, o VPS comporta-se normalmente de forma hidrofóbica quando vertido com pastas de gesso.[7,28,29] Para ultrapassar esta limitação, os fabricantes têm tensioactivos intrínsecos (homólogos de nonilfenoxipolietanol)[32] e comercializaram estes materiais como VPS hidrofílicos. Estes materiais de moldagem VPS hidrofílicos demonstraram uma maior molhabilidade da moldagem polimerizada com pastas de gesso.[28]

No entanto, os materiais de impressão de silicone são reconhecidos como tendo uma fraca molhabilidade superficial. A inclusão de um tensioativo intrínseco aumenta a molhabilidade, mas também afecta negativamente as propriedades físicas dos materiais de impressão de silicone.[33] Recomenda-se que os materiais de impressão de silicone sejam tratados com um agente molhante de superfície após a desinfeção para obter moldes e matrizes precisos e sem espaços vazios.[34]

Walker et al (2005)[35] avaliaram a precisão dimensional e a reprodução dos detalhes da superfície in vitro para dois VPS hidrofílicos e dois materiais de moldagem de poliéter (PE) utilizados em condições secas e húmidas. Foram feitas impressões em laboratório de um molde de aço inoxidável para medir a reprodução do pormenor da superfície, e as dimensões das linhas horizontais e verticais foram registadas no molde. Os materiais de impressão VPS demonstraram uma reprodução satisfatória dos detalhes da superfície apenas em condições secas, enquanto os materiais de impressão PE produziram uma reprodução satisfatória dos detalhes da superfície tanto em condições secas como húmidas.

Erkut Can (2005)[36] avaliou a molhabilidade do VPS modificado com surfactante após diferentes tratamentos de superfície. Foram utilizadas três marcas diferentes de VPS hidrofílico. A medição dos ângulos de contacto em diferentes momentos após a aplicação de uma gota de água na superfície de uma impressão de VPS mostrou um aumento da molhabilidade com o tempo.

Katyayan et al (2011)[37] avaliaram a precisão dimensional e a reprodução dos detalhes da superfície de dois materiais de impressão VPS hidrofílicos em condições secas, húmidas e molhadas. As impressões foram efectuadas com material de impressão VPS monofásico e de corpo regular, utilizando um molde metálico de aço inoxidável semelhante ao descrito na especificação 19 da American Dental Association (ADA). As condições (seca, húmida e molhada) não causaram efeitos adversos significativos na precisão dimensional de nenhum dos materiais. As alterações dimensionais para ambos os materiais estavam bem dentro dos padrões da ADA de um valor mínimo de contração de 0,5%. Os materiais de impressão foram satisfatórios na reprodução de pormenores 100% do tempo em condições secas.

2- Viscosidade (teor de carga inorgânica) e precisão dimensional

A especificação n.º 19 da ADA (ISO 4823) classificou os materiais de moldagem com base nas suas consistências imediatamente após a mistura. Assim, foram classificados como materiais de moldeira de consistência de massa (Tipo 0), corpo pesado (Tipo 1) e corpo médio (Tipo 2), e materiais de lavagem injectados de corpo leve (Tipo 3).

Em 1992, Fano et al[38] estudaram a estabilidade dimensional dos materiais de impressão de silicone. Relataram que quanto maior a viscosidade, menor a contração da polimerização.

Em 1995, Idris et al.[39] relataram que quanto menor a viscosidade do material, maior a contração após a polimerização.

Em 1998, Mandikos[12] também referiu que os materiais de viscosidade mais baixa apresentavam as maiores alterações devido ao seu menor teor de carga.

Johnson et al (2003)[13] estudaram o efeito do tipo de material de impressão e da viscosidade na reprodução de detalhes de impressões elastoméricas. Os materiais utilizados foram poliéteres e 3 polissiloxanos de vinil, sistemas de viscosidade simples e dupla. Foram utilizadas técnicas de moldagem monofásicas e de dupla viscosidade para efetuar moldagens de modelos padrão com um padrão uniforme de "dentes de serra". Após a presa, a superfície de cada impressão foi digitalizada em cinco locais utilizando um Surfanalyzer. Os sistemas de viscosidade única reproduziram melhor os pormenores do que os sistemas de viscosidade dupla. Os materiais de impressão de poliéter apresentaram melhores pormenores em comparação com os silicones de adição.

Petrie et al (2003)[18] compararam a precisão dimensional e a reprodução de detalhes da superfície de dois materiais de moldagem VPS hidrofílicos do tipo seringa, de corpo médio e pesado, quando utilizados em condições secas, húmidas e molhadas. No que diz respeito à reprodução de pormenores, o VPS de corpo médio, tipo II, conseguiu cumprir o critério ADA 100% do tempo apenas em condições secas ou húmidas. Em contrapartida, o material VPS de corpo pesado, tipo I, cumpriu a especificação em 100% das vezes apenas em condições secas. O VPS de corpo pesado, tipo I, apresentou menos alterações percentuais na precisão dimensional em comparação com o VPS de corpo médio, tipo II.

Kang et al (2009)[22] avaliaram a exatidão dos materiais de moldagem VPS reformulados utilizando a técnica de moldagem de arcada dupla de passo único. Foram avaliados quatro sistemas de viscosidade de moldagem. A precisão geral foi aceitável para todos os grupos de moldagem, com exceção do grupo de massa com combinação de corpo regular que mostrou um grande desvio em relação ao modelo mestre. Este grupo mostrou moldes de trabalho que eram significativamente maiores nas dimensões MD e oclusogengivo lingual (OG-L) e significativamente mais pequenos na dimensão BL.

C- Efeito das condições de armazenamento (tempo, temperatura e humidade) e/ou de repetidos vazamentos de impressão na precisão dimensional

A precisão dos materiais de impressão elastoméricos foi relativamente estável entre os diferentes tempos de armazenamento e as suas discrepâncias foram causadas predominantemente pela reação dos componentes.[12]

A precisão dimensional de um material depende normalmente do tempo; por exemplo, um material pode ser altamente preciso em termos dimensionais logo após a sua polimerização inicial, mas menos preciso após o armazenamento durante um período de tempo.[1] Por conseguinte, é importante que um material de impressão permaneça dimensionalmente exato durante este período de tempo. Os materiais de impressão VPS demonstraram uma estabilidade dimensional superior quando comparados com outros materiais elastoméricos, principalmente porque não libertam quaisquer subprodutos.[1,7,11,40]

Kanehira (2006)[41] avaliaram o efeito do tempo de armazenamento e da humidade relativa na precisão de troquéis de pedra vazados com poliéter e polisiloxano vinílico. As impressões foram obtidas com a utilização de poliéteres e polisiloxanos vinílicos dos tipos leve e pesado. A temperatura aquando da obtenção das impressões foi de 23°C. Os moldes de pedra foram vazados 1,2,3,4, ou 5 dias após o armazenamento a 23°C e 0%, 50%, ou 100% de humidade relativa. Os materiais A11 foram afectados pelo tempo e pela humidade. O polisiloxano vinílico apresentou o menor aumento/diminuição na dimensão do molde, pelo que pode ser armazenado até cinco dias antes do vazamento do molde sem qualquer imprecisão dimensional relevante. As impressões de vinilpolissiloxano são consideradas altamente estáveis em termos dimensionais e não absorvem quantidades apreciáveis de água durante o armazenamento, mesmo com humidade elevada.

O tempo de armazenamento e a humidade afectaram significativamente os troquéis de poliéter, pelo que as impressões devem ser vazadas antes de decorridas 24 horas. As impressões Impregum produziram troquéis mais pequenos em comparação com o troquel definitivo, quando armazenados a 100% de humidade relativa. As impressões de Impregum produziram troquéis maiores e foram precisas apenas quando armazenadas a 50% de humidade relativa. A expansão do Impregum deve-se à absorção de água devido à elevada humidade.

Garrofe et al (2011)[42] avaliaram a estabilidade dimensional linear ao longo do tempo. Foram realizadas três moldagens com cada um dos seguintes materiais: os polivinilsiloxanos Examix-GC-(AdEx), Aquasil-Dentsply-(AdAq) e Panasil-Kettenbach-(AdPa), e os polidimetilsiloxanos Densell-Dental Medrano-(CoDe), Speedex-Coltene-(CoSp) e Lastic-Kettenbach-(CoLa). Foi concebido um molde metálico com as suas moldeiras personalizadas, que foram feitas de folhas termoplásticas (0,125 mm de espessura). Foram efectuadas impressões em All com massa e materiais de corpo leve, utilizando uma técnica de um passo. Foram tiradas fotografias digitais padronizadas em diferentes intervalos de tempo (0, 15, 30, 60, 120 minutos; 24 horas; 7 e 14 dias). Concluíram que o tempo afectaria significativamente a estabilidade dimensional linear dos materiais de impressão elastoméricos.

Al-Zarea e Sughaireen (2011)[43] investigaram a precisão de quatro tipos comerciais de materiais de moldagem adicionais de silicone ao longo do tempo. A precisão do material de impressão foi medida indiretamente através da medição de três dimensões em moldes de gesso vazados a partir de impressões do modelo mestre de aço inoxidável uma hora, dois dias, uma e duas semanas após a realização da impressão. Não se registaram diferenças significativas entre as médias do molde mestre e do molde de impressão ao longo do tempo. Os silicones adicionais testados mostraram precisão ao longo do tempo e podem ser adiados até quatro semanas sem quaisquer alterações significativas na sua estabilidade dimensional.

Kumar et al (2011)[44] compararam três materiais de moldagem elastoméricos em termos de precisão e estabilidade dimensional, no que diz respeito à obtenção de moldes múltiplos a partir de uma única moldagem elastomérica em vários momentos de vazamento. Os silicones de adição forneceram moldes mais curtos em altura e maiores em diâmetro. Os poliéteres proporcionaram moldes mais curtos tanto em altura como em diâmetro. Os silicones de condensação mostraram alterações insignificantes em relação ao molde principal no vazamento imediato, mas deterioraram-se rapidamente depois disso nos vazamentos subsequentes. Nenhum dos materiais de impressão mostrou um comportamento consistente até ao quarto vazamento. Ocasionalmente, mostraram um desvio do padrão, mas todos estes valores foram estatisticamente insignificantes. Os poliéteres mostraram uma capacidade menor do que os silicones de adição e os silicones de condensação para recuperar da deformação induzida.

Nassar et al (2013)[45] Avaliaram a estabilidade dimensional de moldes de siloxanéter de vinilo (VSE) em função do tempo de vazamento retardado até duas semanas após a realização de um procedimento de desinfeção clínica recomendado. Foram testados três materiais de moldagem de corpo médio: EXAlence 370, Imprint 3 e Impregum Penta soft. As impressões de um modelo metálico cilíndrico, que serviu de controlo, foram feitas e vertidas num gesso tipo V depois de desinfectadas numa solução de glutaraldeído tamponado a 2,5%. O diâmetro do molde e as medições ântero-posteriores e transversais da arcada em cada molde foram efectuados e comparados com as medições diretas do controlo com um micrómetro digital.
As alterações dimensionais lineares foram comparadas e analisadas. Os resultados revelaram que os moldes produzidos a partir de impressões de VSE tiveram alterações dimensionais semelhantes às do VPS após uma semana de armazenamento e alterações semelhantes às do PE após duas semanas de armazenamento. Concluíram que os moldes produzidos a partir de VSE demonstraram uma excelente estabilidade dimensional em diferentes tempos de vazamento e foram comparáveis aos materiais de impressão VPS e PE testados.

D- Seleção do tabuleiro e adesivo

1- Efeito da seleção da moldeira na precisão dimensional dos moldes

Vários autores estudaram a estabilidade e a dimensão dos materiais de moldagem. A maioria dos materiais de moldagem são capazes de realizar impressões clinicamente aceitáveis quando manipulados corretamente.[11,46]

Em geral, os moldes de impressão podem ser classificados como moldes personalizados, feitos especificamente para um doente, ou moldes de stock, que estão disponíveis numa variedade de tamanhos do fabricante. As moldeiras de reserva podem ser subcategorizadas em dois tipos gerais: moldeiras de reserva de metal e moldeiras de reserva de plástico descartáveis. Um tabuleiro também pode ser perfurado ou não perfurado e pode ser de arco completo, parcial ou duplo.[47]

Quando é selecionada uma moldeira de estoque, é normalmente utilizado um material de impressão de alta viscosidade.[11,48] Os materiais de moldagem de alta viscosidade têm um enchimento mais elevado e têm o potencial de compensar o volume adicional do material de moldagem utilizado com uma moldeira de reserva.[1]

Os tabuleiros de reserva diferem na conceção e nas propriedades físicas, afectando assim a precisão. [49] A literatura demonstra que é possível obter uma precisão óptima com tabuleiros personalizados e tabuleiros de reserva.[50-52]

Reddy et al (2009)[53] avaliaram a exatidão da distância interpilar em matrizes obtidas a partir de moldeiras de arcada completa de dupla arcada com as obtidas a partir de moldeiras metálicas de stock de arcada completa. As moldeiras metálicas de arcada dupla mostraram uma melhor exatidão, seguidas das moldeiras de plástico de arcada dupla e de stock, respetivamente, embora estatisticamente insignificante.

Hoyos e Soderholm (2011)[54] determinaram de que forma a rigidez da moldeira e a técnica de moldagem afectam a precisão das impressões de polivinil siloxano. Foram utilizadas moldeiras de plástico descartáveis e moldeiras metálicas em combinação com uma técnica de corpo pesado/leve e com duas técnicas diferentes de lavagem de massa. As impressões foram feitas de um molde mestre com dois pilares de aço. Todas as técnicas utilizadas com as moldeiras de plástico apresentaram distâncias que eram significativamente diferentes do molde mestre, enquanto que para as moldeiras metálicas, apenas a técnica heavy/light-body resultou em distâncias que eram significativamente diferentes do molde mestre. Assim, quando foram utilizadas moldeiras metálicas, as impressões baseadas em massa de vidraceiro foram dimensionalmente melhores do que as impressões de corpo pesado/leve. As moldeiras de plástico produziram impressões menos exactas do que as moldeiras de metal.

Del'acqua et al (2012)[55] avaliaram a precisão dimensional de moldeiras de plástico e metal para impressões de implantes. Foi utilizado material de impressão de polivinil siloxano para todas as impressões com duas moldeiras de metal e duas moldeiras de plástico. A rigidez da moldeira metálica garantiu melhores resultados do que a moldeira de plástico para impressões de implantes com um material de impressão de alta viscosidade (massa).

2- Efeito do adesivo da moldeira na precisão dimensional dos moldes

É um procedimento de rotina aplicar o adesivo da moldeira antes de se efectuarem as impressões, para unir o material de impressão à moldeira e, assim, controlar a direção da contração de polimerização do material.[50] É essencial que o material de moldagem esteja bem preso à moldeira, especialmente durante a remoção da boca.[56]

Embora as moldeiras de estoque forneçam frequentemente retenção mecânica para materiais de impressão elastoméricos, os fabricantes recomendam normalmente a utilização de um adesivo, quer seja utilizada uma moldeira de estoque ou personalizada.[57] As forças de adesão registadas variam em função do adesivo e do material da moldeira utilizado.[58-62]

A força de ligação do material de impressão a uma moldeira é essencial e é conseguida através da utilização de vários meios de retenção mecânica ou de adesão química. Assim, a retenção da impressão tem um papel importante na exatidão do molde e da prótese definitiva resultante. A retenção mecânica é conseguida através da presença de rebaixos e perfurações para onde o material de moldagem não fixado flui, assenta e fica bloqueado.[63,64]

O aumento da distorção do molde está associado à utilização de moldeiras não perfuradas sem adesivo químico suplementar, quando se utiliza material de impressão de vinil polissiloxano.[65]

O adesivo é aplicado na moldeira de impressão e deixado secar. Não é conhecida a força mínima necessária para a adesão entre o material de moldagem elastomérico e a moldeira para evitar a descolagem. Contudo, a experiência clínica demonstrou que é desejável uma ligação forte para evitar imprecisões não detectadas nas impressões que contribuem para restaurações não ajustadas.[58,66]

Peregrina et al (2005)[57] verificaram que a força de adesão não era afetada pelo tipo de material da moldeira. Compararam a adesão de três marcas de materiais de impressão VPS a dois materiais de moldeira, utilizando cinco adesivos de moldeira.

Os adesivos foram aplicados e secos de acordo com as instruções do fabricante ou durante 10 minutos. Três materiais de impressão foram misturados automaticamente e injectados num cilindro perfurado posicionado numa máquina de testes universal. Não foram registadas diferenças significativas na resistência adesiva em função do material da moldeira. Os valores médios de adesividade encontrados neste estudo foram semelhantes aos relatados anteriormente.

Com base nestes resultados e no trabalho publicado por outros investigadores, não é possível definir um valor limite para a resistência da ligação, mas pode assumir-se que uma ligação mais forte entre o material de impressão e o material da moldeira resultará numa probabilidade reduzida de falha da interface com perda concomitante de precisão no fabrico subsequente da prótese.

Samet et al (2005)[10] efectuaram um estudo clínico sobre a adesão das moldeiras às impressões. Verificaram que, independentemente do tipo de moldeira, 33% de todas as impressões apresentavam uma retenção inadequada na moldeira, um erro que pode ser facilmente evitado utilizando a técnica de remoção correta e o adesivo adequado.

Marafie et al (2008)[67] compararam in-vitro a força de retenção de materiais de moldagem em substratos plásticos com dois tipos de adesivos, com e sem retenção mecânica. Foram utilizados três tipos de materiais de moldagem (hidrocolóide irreversível (IH), polissiloxano vinílico (VPS) e poliéter (PE)). A utilização combinada de retenção mecânica com adesivo convencional (químico) suplementar proporcionou maior força de retenção do que quaisquer outras combinações utilizadas.

Antes do carregamento do tabuleiro, a cola requer um tempo de secagem prolongado. Os tempos de secagem sugeridos para os adesivos variam muito entre os fabricantes. A literatura enfatiza a importância de permitir que o adesivo seque completamente antes de efetuar a impressão.[68] Por exemplo, deixar um adesivo de vinil polisiloxano secar durante mais de 7 minutos produz uma ligação adesiva à moldeira que é significativamente melhor do que a conseguida se se deixar secar durante menos tempo.[66] Em contraste, um tempo de secagem prolongado pode arriscar a evaporação excessiva de solventes e pode comprometer a eficácia do adesivo.[63]

As recomendações para o tempo de secagem do adesivo que não afectaria significativamente as forças de ligação variam entre 5 minutos e 48 horas.[59,66,69,70]

E- Efeito de diferentes técnicas na precisão dimensional dos moldes

A escolha da técnica de moldagem pode ser um dos factores que afectam o ajuste da restauração final.[50,71,72] Alguns estudos indicaram que, à medida que os materiais de moldagem foram melhorando, a precisão dimensional é mais influenciada pela técnica utilizada do que pelo próprio material.[9, 73-75] No entanto, outros estudos indicaram que a técnica de moldagem não afecta a precisão dimensional das impressões.[39,76]

Existem várias técnicas para efetuar moldagens de próteses parciais fixas, tais como a técnica monofásica (em que é utilizado um material de moldagem com apenas uma viscosidade), a técnica de fase dupla de passo único (em que são aplicados materiais de moldagem de duas viscosidades ao mesmo tempo) ou a técnica de fase dupla de passo duplo (em que a moldagem é efectuada em dois passos, utilizando dois materiais de viscosidades diferentes, um em cada passo).[11,39,51,77]

As técnicas que utilizam materiais monofásicos são realizadas num procedimento de passo único, utilizando materiais com uma viscosidade média para permitir que o próprio material registe os pormenores mais finos, evitando a queda do material no tabuleiro. As técnicas que utilizam materiais bifásicos, como o método da massa de vidraceiro e da lavagem de corpos leves, ganharam popularidade e podem ser realizadas numa ou duas etapas.[39]

Na técnica de moldagem de um passo com massa de impressão e lavagem, os materiais de moldagem com massa de impressão e lavagem são utilizados simultaneamente.[75] O material de moldagem de baixa viscosidade é injetado à volta do dente ou dentes preparados e, em seguida, o material de moldagem em massa é imediatamente colocado intra-oralmente e os materiais polimerizam simultaneamente. São descritos dois métodos modificados para o controlo do volume do material de lavagem.[78,79]

Na técnica de duas etapas, primeiro é efectuada uma moldagem com massa de vidraceiro com a presença de um espaçador, seguida de uma moldagem de lavagem.[50,75,80,81] Esta última técnica pode ser subclassificada, dependendo do método pelo qual o espaço para o material de moldagem de lavagem é criado entre o material de massa de vidraceiro e o dente e as estruturas de tecidos moles a serem impressionados. Os tipos de espaçadores incluem um espaçador de polietileno,[50,81] um espaçador pré-fabricado feito por um fabricante ou pelo clínico,[80] e um espaçador criado cortando uma parte do material de moldagem de massa de vidraceiro depois de a moldagem ter sido efectuada.[81] Estudos anteriores demonstraram que é recomendado um alívio de 2,0 mm para obter impressões definitivas previsíveis com exatidão dimensional quando se utiliza uma técnica de moldagem com massa de vidraceiro de dois passos.[75]

Samet et al (2005)[10] efectuaram uma avaliação clínica de impressões de próteses parciais fixas. Um total de 193 impressões de FPD foram avaliadas, imediatamente após a chegada a 17 laboratórios dentários, por 3 examinadores calibrados. A técnica de passo único (52,3%) foi a técnica de moldagem mais comum utilizada nas impressões examinadas, seguida da técnica de passo duplo (42%) e da técnica monofásica (5,7%). Foi encontrada uma correlação significativa entre o material de moldagem e a técnica de moldagem. Para cada material de moldagem, a técnica de passo único foi a técnica de moldagem mais utilizada, seguida da técnica de passo duplo e da técnica monofásica.

Caputi e Varvara (2008)[82] avaliaram uma nova técnica de injeção de massa de vidraceiro/corpo claro em duas etapas, designada por técnica de injeção em duas etapas, em comparação com as técnicas de moldagem monofásica, de uma etapa e de duas etapas. As impressões monofásicas foram efectuadas com material de corpo normal. As impressões de uma etapa de massa de vidraceiro/corpo claro foram efectuadas com a utilização simultânea de massa de vidraceiro e materiais de corpo claro. As impressões em duas etapas de massa de vidraceiro/corpo claro foram efectuadas com copings pré-fabricados de resina com 2 mm de espessura como espaçadores. As impressões de injeção em duas etapas foram feitas com a utilização simultânea de materiais de massa e de corpo ligeiro. Após a remoção desta impressão preliminar, foi feito um orifício através do material polimerizado em cada margem do pilar para coincidir com os orifícios presentes nas moldeiras de estoque. Foi então adicionado material de corpo leve extra à impressão preliminar e injetado através do orifício após a reinserção da impressão preliminar no modelo de aço inoxidável. A técnica de injeção em duas etapas permitiu a deslocação dos tecidos moles durante o primeiro assentamento dos materiais de massa e de lavagem, enquanto na segunda etapa o material de corpo extra-leve registou todos os detalhes mais finos sem ser comprimido. A técnica de injeção em duas etapas produziu moldes resultantes mais precisos em comparação com as outras técnicas.

Faria et al (2008)[16] verificaram que foram observadas diferenças entre as técnicas de moldagem quando foi utilizado silicone de adição. A técnica de fase única apresentou maior precisão do que a técnica de dupla mistura.

Kang et al (2009)[22] avaliaram a exatidão dos materiais de moldagem VPS reformulados utilizando a técnica de moldagem de arco duplo de passo único. Foram efectuadas impressões de dupla arcada num typodont que continha um molde de preparação de coroa padrão em aço inoxidável, a partir do qual foram formados, recuperados, medidos e comparados com o molde mestre utilizando um microscópio de medição ótica os moldes de trabalho em gesso. A técnica de moldagem de arcada dupla num único passo produziu matrizes de trabalho que eram mais pequenas do que a matriz principal em todas as dimensões e podem necessitar de um alívio adicional da matriz para conseguir um ajuste adequado das restaurações fundidas.

Franco et al (2011)[83] investigaram a exatidão dos troquéis obtidos a partir de impressões de mistura dupla de um passo e de dois passos. As impressões de um coto de aço inoxidável simulando uma preparação de coroa completa foram efectuadas utilizando um poliéter e um polissiloxano vinílico em duas consistências, em uma ou duas etapas (sem relevo). A técnica de um passo resultou em troquéis ligeiramente maiores, enquanto que a técnica de dois passos sem relevo produziu troquéis significativamente mais pequenos, quando comparados com o troquel original de aço inoxidável. Não foram observadas diferenças significativas nos moldes obtidos a partir do poliéter ou do polissiloxano vinílico com a técnica de um só passo. Os moldes de pedra obtidos a partir de impressões de poliéter em duas etapas foram significativamente mais pequenos quando comparados com os moldes obtidos a partir de impressões de polisiloxano vinílico em duas etapas. Foram detectadas discrepâncias mais elevadas para a técnica de moldagem em duas fases sem relevo para os materiais investigados.

Singh et al (2012)[84] avaliaram a exatidão dimensional linear de várias técnicas de moldagem utilizando diferentes combinações de viscosidades de materiais de moldagem. Entre as técnicas utilizadas estava a técnica de dois passos de corpo pesado/leve utilizando uma moldeira personalizada. Mostrou a menor distorção que foi seguida de perto pela técnica de dois passos com massa de vidraceiro/lavagem com espaçador de 2 mm utilizando moldeira de stock.

Capítulo 2
OBJECTIVO DO ESTUDO

O objetivo do presente estudo foi o seguinte

Avaliar a exatidão dimensional do material de moldagem de siloxanéter de vinilo recentemente introduzido em comparação com os materiais de moldagem de poliéter e polissiloxano de vinilo normalmente utilizados.

Capítulo 3
MATERIAIS E MÉTODOS

A. Materiais

Os materiais utilizados neste estudo foram:

I. Materiais de impressão

1. Siloxanéter de vinilo (Identium medium)*

O vinil siloxanéter (VSE) é um material de impressão elastomérico com partes de vinil polissiloxano e poliéter. É fornecido sob a forma de um sistema de sacos de polietileno, com um volume de 362 ml e um rácio de base/ catalisador (5:1) concebido para um procedimento de mistura dinâmico. Fig (1A)

2. Poliéter (Impregum penta soft)**

O material de impressão de poliéter (PE) é fornecido sob a forma de um sistema de sacos de polietileno, com um volume de 360 ml e uma relação base/catalisador (5:1), concebido para o procedimento de mistura dinâmica. Fig (2A)

***

3. Vinil polissiloxano (Aquasil ultra monofásico)

O polissiloxano de vinilo (VPS) é fornecido num cartucho de plástico de câmara dupla, com 50 ml de volume e uma relação base/catalisador de (1:1), concebido para o procedimento de mistura estática. Fig (3A)*

A composição dos três materiais de moldagem utilizados no estudo é ilustrada na tabela (1). Foi utilizada a consistência média do tipo II para a técnica de moldagem de passo único.

Tabela (1): Composição dos materiais de impressão utilizados neste estudo.

Materiais de impressão	Composições	Proporção Rácio base/catalisador	Fabrico

* Identium Medium Kettenbach GmbH & Co.KG. Alemanha **Impregum™ penta™ soft 3M ESPE AG, Seefeld, Alemanha

*** Aquasil Ultra; Dentsply Caulk, Milford, EUA

Siloxanéter vinílico (Identium)	**Base:** Divinilpolidimetilsiloxano, Divinilpoliéter, Organo-hidrogenopolissiloxano, **Catalisador:** Platina	Rácio base/catalisador de 5:1 362 ml em sacos de polietileno	KETTENBACH
Poliéter (Impregum Penta Soft)	**Base:** Macromonómero de poliéter, agentes de enchimento, plastificantes, pigmentos, aromas, triglicéridos, acelerador. **Catalisador:** Iniciador (iniciador catiónico), Enchimentos, Plastificantes e Pigmentos.	Rácio base/catalisador 5:1 360 ml em saco plástico	3M ESPE
Vinil polissiloxano (Aquasil Ultra Monophase)	**Base:** Polímero de polidimetilsiloxano, polimetil-hidrogenossiloxano, aluminossilicato de sódio, dióxido de silício. **Catalisador:** Complexo orgânico de platina, tensioativo, dióxido de titânio, pigmentos de óxido metálico e óleo de hortelã-pimenta	Relação 1:1 entre a base e o catalisador 50 ml em cartucho de plástico de câmara dupla	DENTSPLY

II. Adesivos para tabuleiros

a. Adesivo de vinil siloxanéter para tabuleiros.† (Fig.1B)
b. Adesivo de tabuleiro de poliéter.‡ (Fig.2B)
c. Adesivo de vinil polissiloxano para tabuleiros.§ (Fig.3B)

---

† Identium Medium Kettenbach GmbH & Co.KG. Alemanha
‡Impregum™ penta™ soft 3M ESPE AG, Seefeld, Alemanha
§Aquasil Ultra; Dentsply Caulk, Milford, EUA

III Acessórios

a. Corpo do cartucho Identium* (Fig.1C).
b. Cartucho Penta** (Fig.2C).
c. Pontas de mistura dinâmicas* (Fig.1D).
d. Impregum Penta Mixing Tips** (Fig.2D).
e. Pontas de mistura Aquasil*** (Fig.3C)
f. Seringa de elastómero Penta** (Fig.4).
g. Pontas intra-orais de impressão** (Fig.5).
h. Solução de desinfeção: solução de glutaraldeído a 2%.** (Fig.6).
i. Balança digital sensível.†† (Fig.7)
j. Vibrador******

III. Equipamentos

a. Distribuidor Pentamix 2** (Fig.1E,2E))
b. Dispensador de cartuchos*** (Fig.3D)
c. Modelo mestre de typodont feito à medida.
d. Tabuleiro especial cromo-cobalto feito à medida.
e. Dispositivo personalizado para segurar o tabuleiro.
f. Misturador mecânico de pedra por vácuo.****
g. Microscópio de medição universal.***** (Fig.8)

VI. Materiais adicionais

1. Pedras dentárias Elite ® ISO 6873 - tipo IV. ‡‡ (Fig.9)
2. Cera de modelação.
3. Resina acrílica de polimerização automática.§§ (Fig.10)
4. Placa de base em goma-laca termoplástica.***

** Cidex, Johnson and Johnson Company, Dubai, Emirados Árabes Unidos.
†† Beetle, EUA.
****** Vibrador de alto padrão, EUA.
**** Whip mix, misturador de potência a vácuo plus, EUA.
*****Carl Zeiss, Alemanha, Centro de Engenharia de Produção, Faculdade de Engenharia, Universidade de Alexandria
‡‡Elite ©dental stones, zhermack Technical, Rovigo, Itália.
§§ VertexTM O.thoplast; Vertex-Dental 8.V., Países Baixos.
*** Placa de base dentária Cavex, cavex dental, Países Baixos.

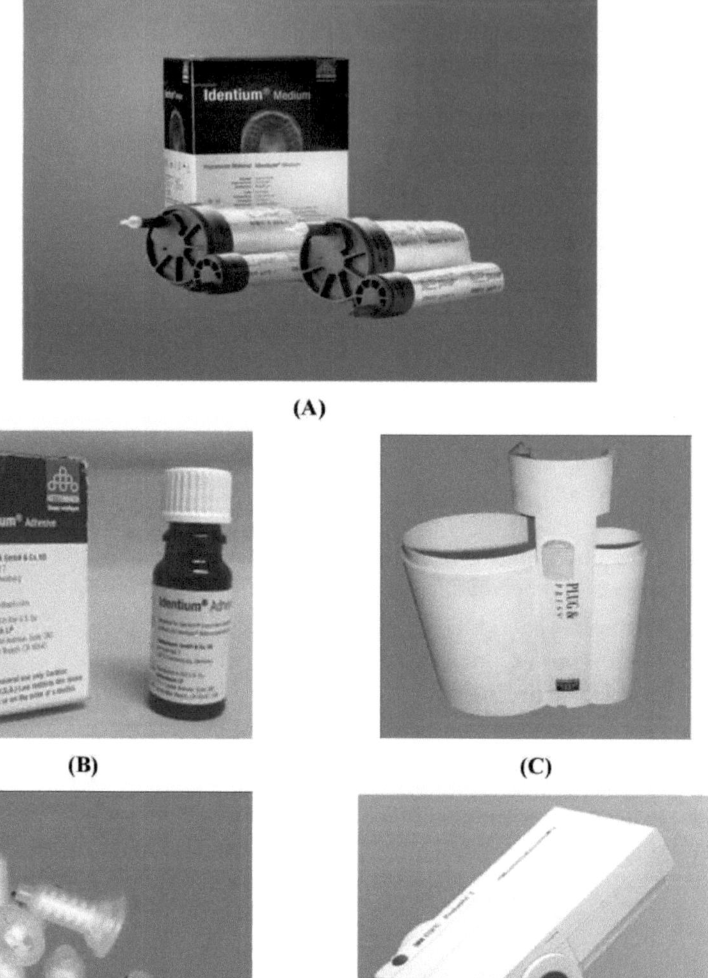

(A)

(B) (C)

(D) (E)

Fig. (1A-E): A, Vinil siloxanéter (meio Identium). B, adesivo de vinilsiloxanéter. C, Corpo do cartucho Identium. D, pontas de mistura Identium. E, unidade de distribuição Pentamix 2.

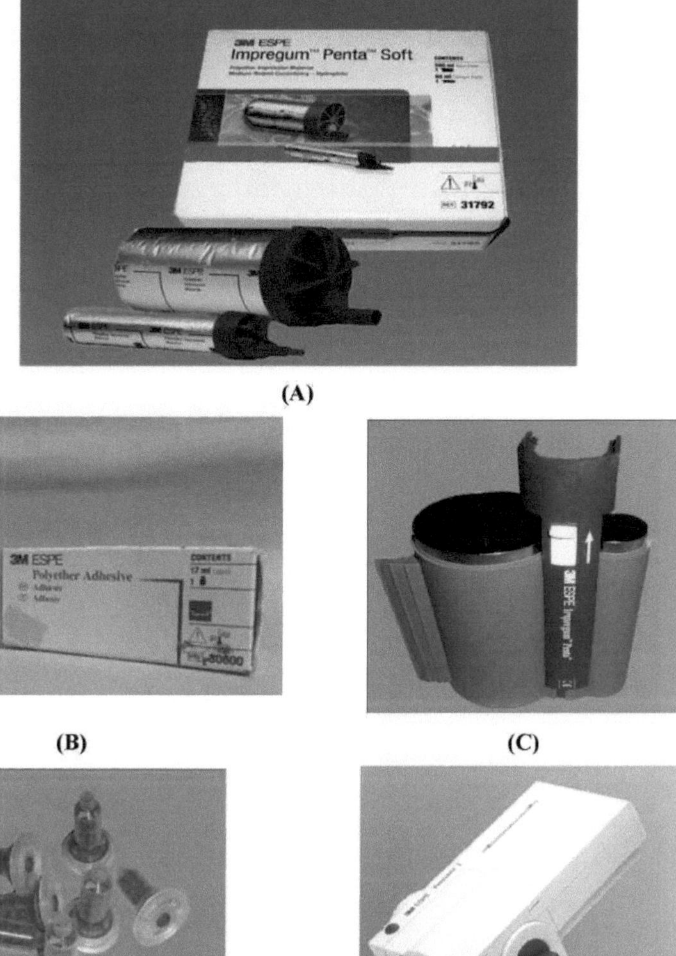

Fig. (2A-E): A, Poliéter (Impregum penta soft)). B, Adesivo de poliéter. C, Cartucho penta. C, Pontas de mistura Impregum penta. E, unidade de dosagem Pentamix 2.

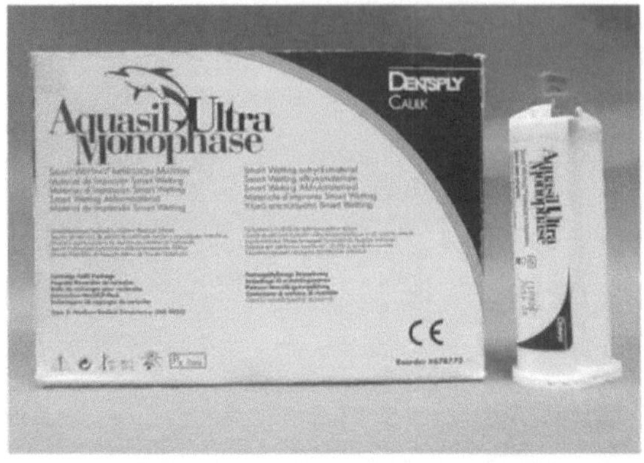

(A)

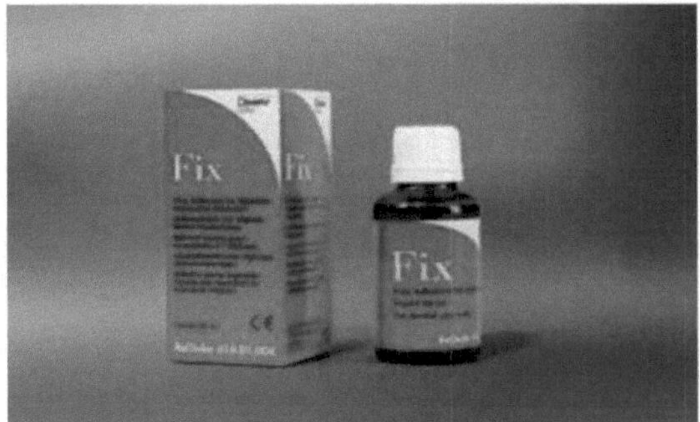

(B)

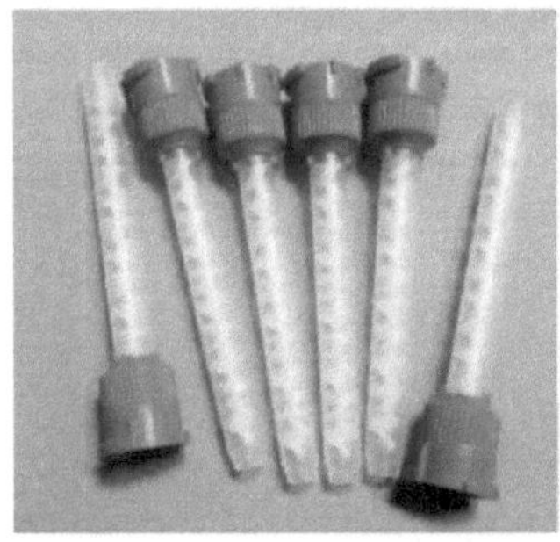

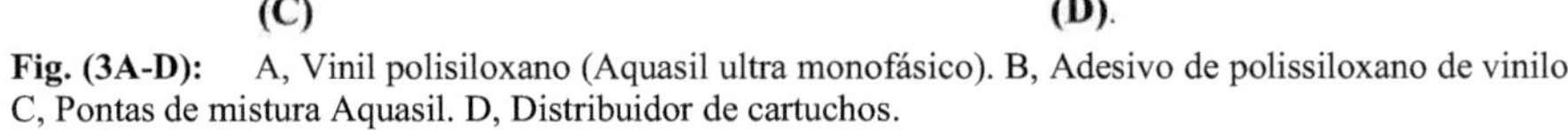

(C) (D).

Fig. (3A-D): A, Vinil polisiloxano (Aquasil ultra monofásico). B, Adesivo de polissiloxano de vinilo. C, Pontas de mistura Aquasil. D, Distribuidor de cartuchos.

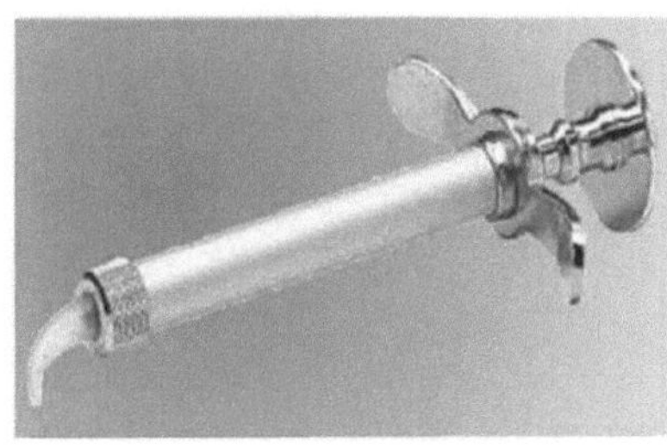

Fig. (4): Seringa de elastómero Penta.

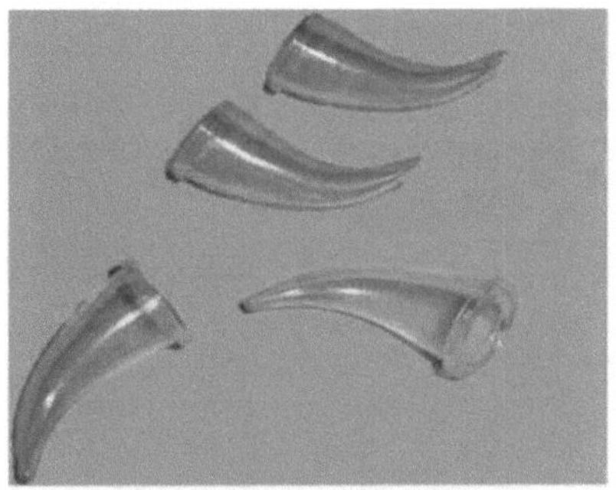

Fig. (5): Pontas intra-orais de impressão.

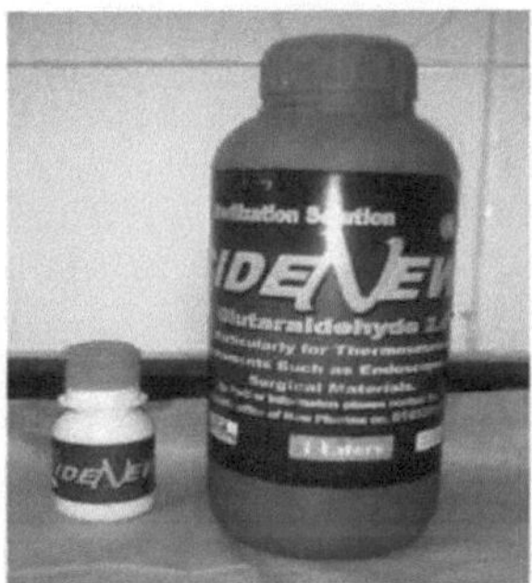

Fig. (6): Solução desinfetante: solução de glutaraldeído a 2%.

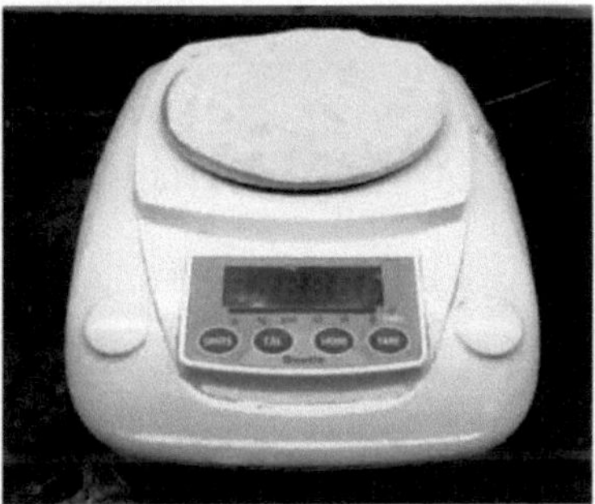

Fig. (7): Balança digital sensível.

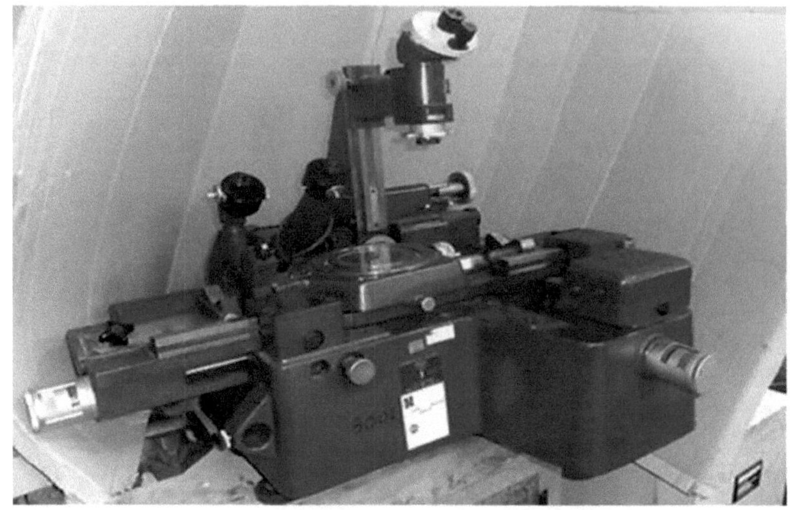

Fig. (8): Microscópio de medição universal.

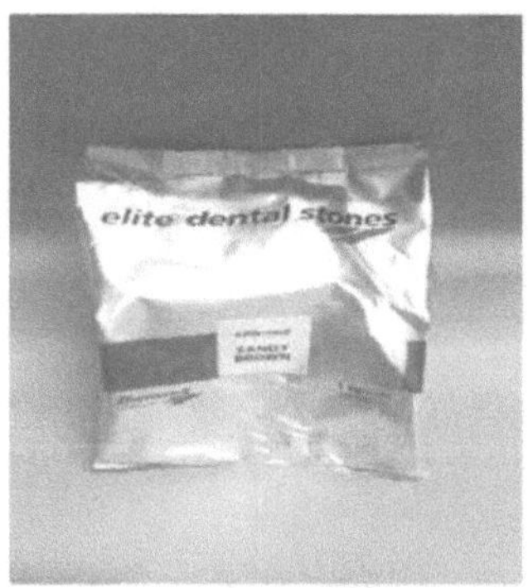

Fig. (9): Pedras dentárias.

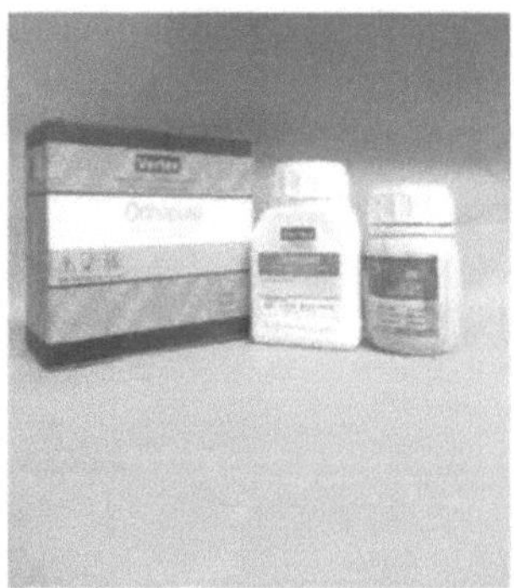

Fig. (10): Resina acrílica autopolimerizável.

B. Métodos

Foram tiradas impressões utilizando os materiais de impressão em investigação para um modelo mestre mandibular que tem dentes de níquel-crómio fundidos. Foi fabricada uma moldeira personalizada especialmente concebida para o efeito, fabricada através de uma técnica especial denominada técnica de fundição em areia, e um dispositivo personalizado especialmente concebido para segurar a moldeira durante a presa e a polimerização dos materiais de moldagem, para normalizar as impressões em todos os grupos de teste.

I- Fabrico de modelos mestre

Foi fabricado um modelo mestre de typodont em acrílico para a arcada mandibular com algumas modificações. Estas modificações incluíram a substituição dos incisivos centrais acrílicos e dos primeiros molares direito e esquerdo por dentes de níquel-crómio fundidos. Os dentes de níquel-crómio foram fabricados investindo os dentes de acrílico, eliminando a resina acrílica por aquecimento e introduzindo depois metal fundido no molde. Foram maquinados três pontos de referência nos dentes metálicos. O primeiro e o segundo pontos de referência encontravam-se nas fossas distais da superfície oclusal do primeiro molar direito e esquerdo. O terceiro estava na superfície lingual entre os incisivos centrais inferiores. Esses pontos de referência foram usados para medir a dimensão ântero-posterior (AP) do incisivo central até o primeiro molar esquerdo e a dimensão transversal (XA) do primeiro molar direito até o primeiro molar esquerdo.

Adicionalmente, a coroa de um primeiro pré-molar em acrílico foi preparada com um ângulo de convergência de 12 graus e com linhas de acabamento gengival e de ombro oclusal, que serviram como pontos de referência para a mensuração das dimensões mesiodistais (MD), vestibulolinguais (BL) e oclusogengivais (OG) do troquel mestre. Depois disso, a mesma técnica utilizada para produzir o primeiro molar e o incisivo central direito e esquerdo em níquel-crómio foi utilizada para produzir um primeiro pré-molar metálico.

Foram preparados sulcos em forma de cauda de pomba nas raízes dos dentes metálicos para reter os dentes metálicos no modelo mestre em acrílico.

Para padronizar o assentamento da moldeira durante a moldagem e para obter uma espessura uniforme do material de moldagem (4 mm)[85,86] foi fabricada uma resina acrílica ortodôntica de cura a frio na superfície vestibular da base do modelo mestre, do canino direito ao canino esquerdo, e na superfície lingual da base do modelo mestre, do primeiro molar ao terceiro molar, em ambos os lados, direito e esquerdo. (Fig. 11)

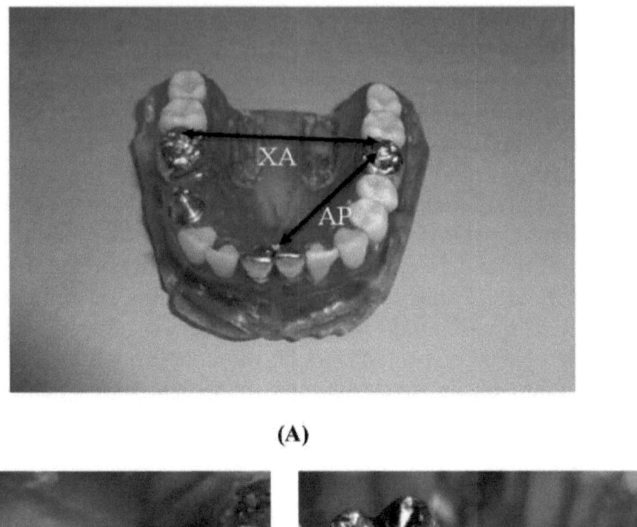

(A)

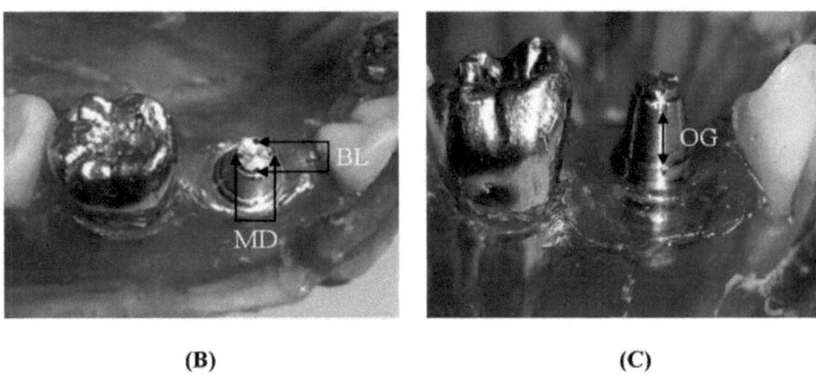

(B) (C)

Fig. (11A-C): A, Modelo mestre de typodont feito à medida contendo uma preparação de coroa simulada. Pontos de referência oclusais utilizados para medições anteroposteriores (AP) e transversais (XA). Acrílico de cura a frio (cor azul) para padronizar o assentamento da moldeira durante a moldagem e para obter uma espessura uniforme do material de moldagem. B, preparação da coroa simulada com pontos de referência utilizados para medições mesiodistais (MD) e vestibulolinguais (BL). C, preparação de coroa simulada com ponto de referência usado para medição oclusogengival (OG).

II- Fabrico de tabuleiros em cromo-cobalto por medida

O tabuleiro de cromo-cobalto feito à medida foi fundido para normalizar as impressões da seguinte forma:

Para criar um espaço uniforme para os materiais de impressão, foram aquecidas três camadas de cera de modelação e adaptadas ao modelo mestre para criar um espaço de 4 mm para os materiais de impressão. Em seguida, foi efectuada uma impressão em alginato. A impressão de alginato foi vertida num gesso dentário tipo VI para produzir um modelo de estudo. O modelo foi aparado e foi utilizada uma base de modelo para criar uma base para o mesmo. (Fig. 12)

No modelo de estudo que foi produzido, foi utilizada uma placa de base de goma-laca termoplástica para fabricar um tabuleiro especial. A placa de base de goma-laca de dupla espessura foi aquecida com um maçarico a álcool e adaptada ao modelo de pedra. O excesso de goma-laca foi dobrado sobre si próprio para criar bordos de espessura adequada. (Fig. 13)

Foi utilizada a técnica de fundição em areia (técnica especial para fundir metal num molde de areia) para fabricar o tabuleiro de cromo-cobalto. O tabuleiro especial de goma-laca foi colocado na metade inferior do frasco e polvilhado com pó de separação para evitar que se colasse, depois foi adicionada a areia e compactada bem à volta do tabuleiro especial de goma-laca. (Fig. 14) Depois de encher a metade inferior do frasco, a areia foi compactada com um compactador. Coloca-se a metade superior do frasco sobre a inferior, enche-se de areia e bate-se com o compactador. (Fig. 15) As duas partes do frasco (superior e inferior) foram furadas uma à outra e viradas. (Fig. 16)

Em seguida, as duas partes do frasco foram separadas e a areia à volta do tabuleiro especial de goma-laca foi escavada com uma colher especial. Depois, o tabuleiro especial de goma-laca foi retirado da areia com cuidado para não perturbar as margens da forma do tabuleiro especial de goma-laca na areia. (Fig. 17) Em seguida, as duas partes do frasco foram unidas e o sistema de passagem foi esculpido com uma faca ou lâmina. (Fig. 18, 19) Os lingotes de liga de crómio-cobalto foram derretidos até ficarem cor de laranja, após o que o crómio-cobalto derretido foi vertido rapidamente para evitar o seu endurecimento na comporta. (Fig. 20) O frasco foi aberto após 5 minutos e o tabuleiro final de crómio-cobalto foi retirado depois de escovado. (Fig. 21, 22) O tabuleiro foi acabado e polido utilizando um torno de polimento e retificação.

Finalmente, foram maquinados e fixados dois parafusos na moldeira para a confirmar no dispositivo personalizado que foi fabricado para segurar a moldeira durante a moldagem. (Fig. 23)

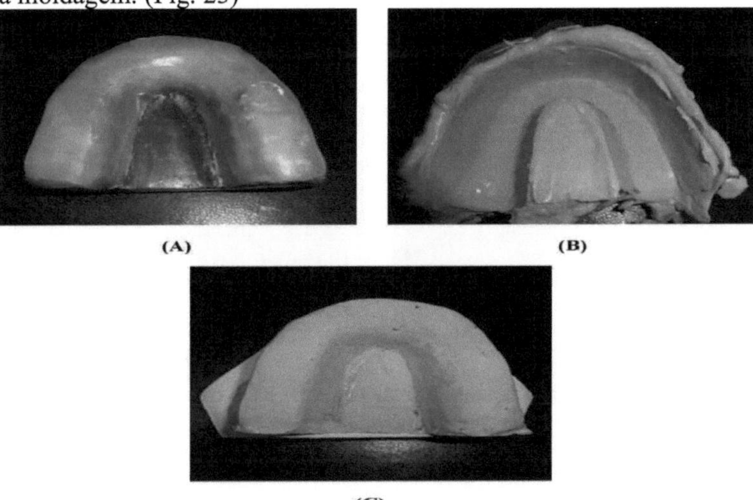

(A) (B)

(C)

Fig. (12A-C): A, Modelo mestre com 3 camadas de cera aquecidas e adaptadas sobre ele. B, Uma impressão de alginato para o modelo mestre. C, Um modelo em gesso.

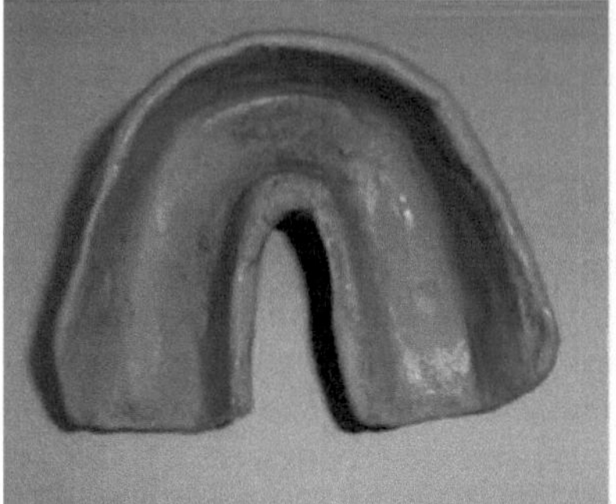

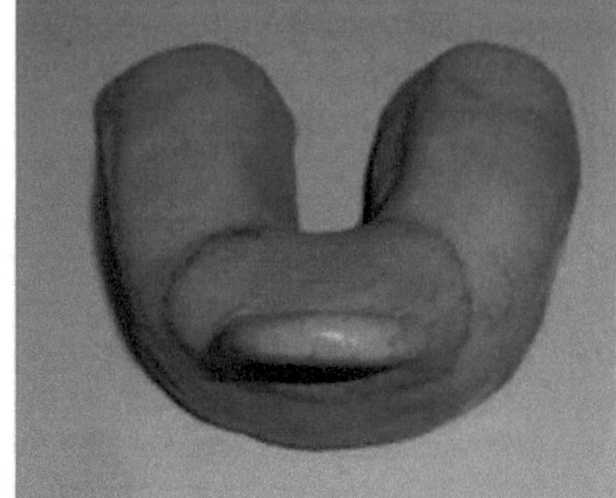

Fig. (13): Tabuleiro especial de goma-laca termoplástica.

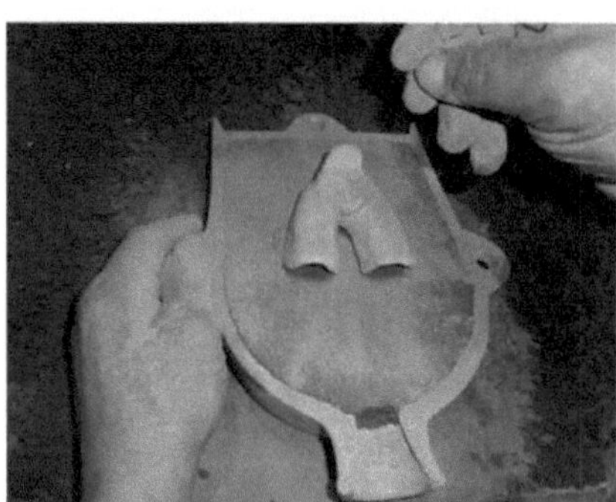

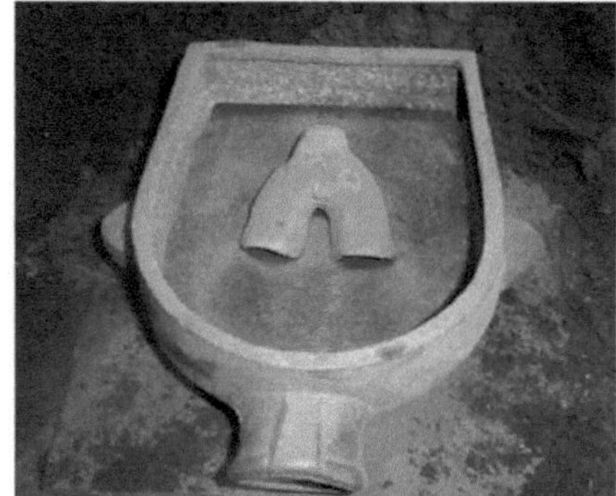

Fig. (14): Colocou-se um tabuleiro especial de goma-laca no frasco e polvilhou-se com pó de separação.

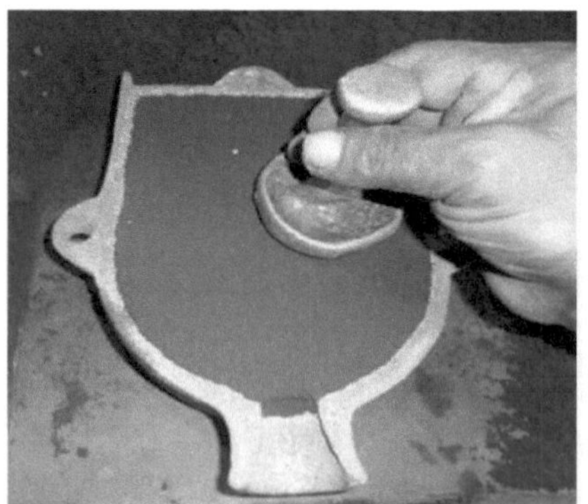

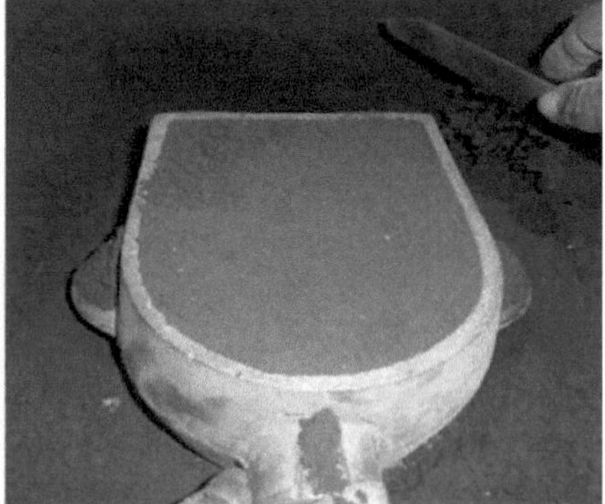

Fig. (15): A areia foi compactada com um compactador.

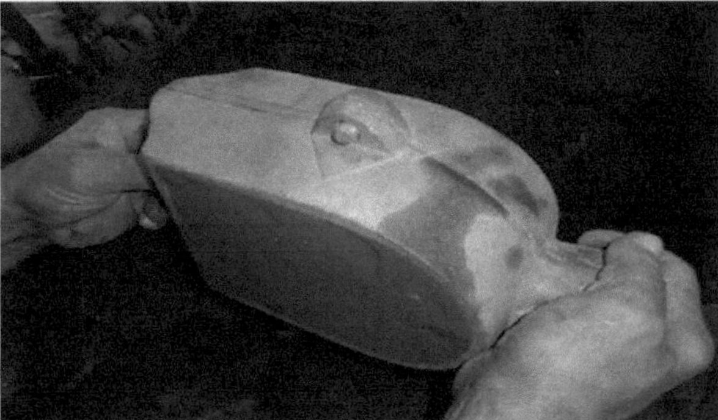

Fig. (16): O balão foi virado.

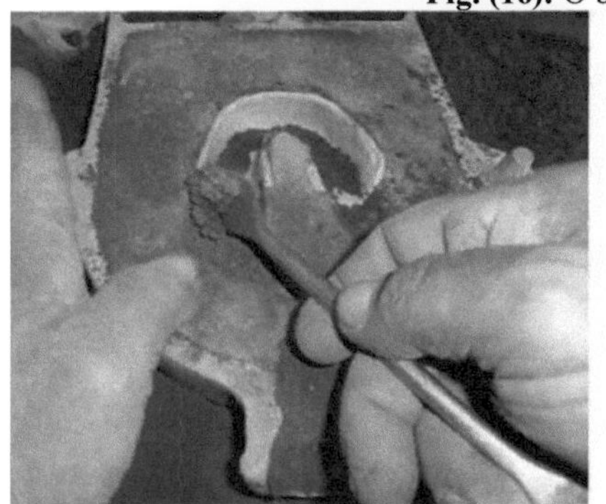

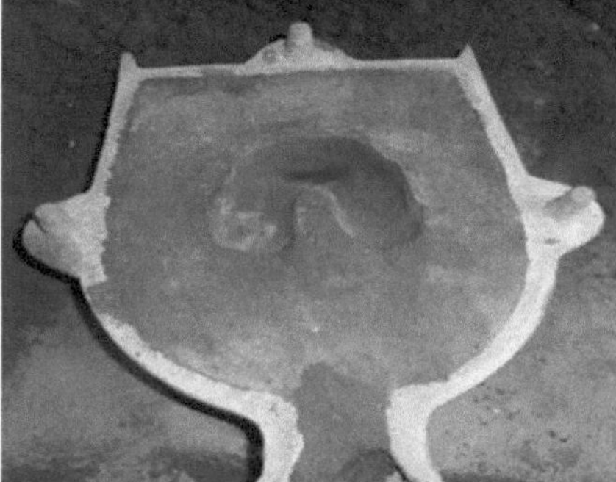

Fig. (17): O frasco foi separado e a areia à volta do tabuleiro especial de goma-laca foi escavada.

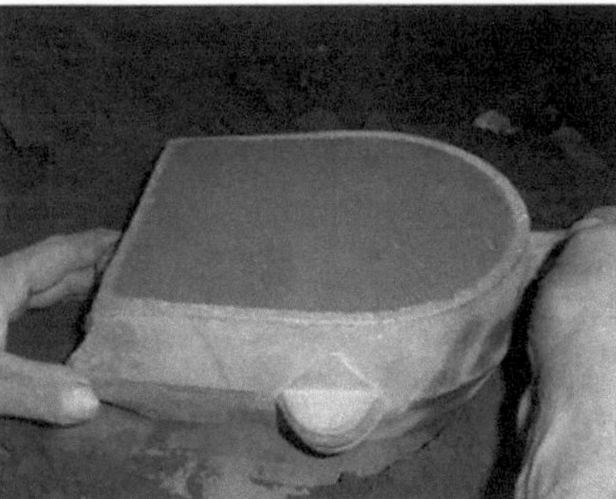

Fig. (18): As duas partes do frasco mantêm-se unidas

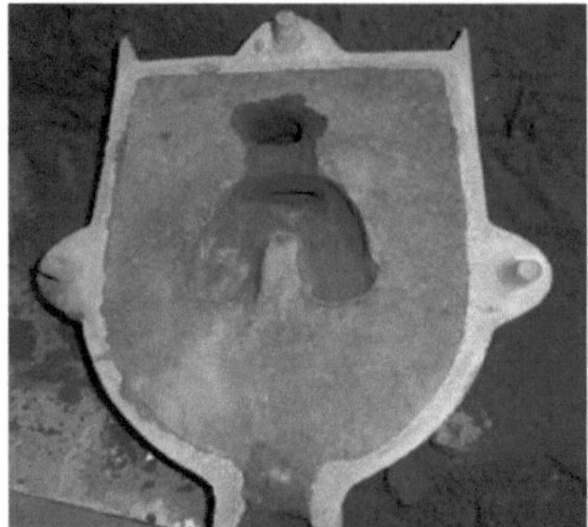

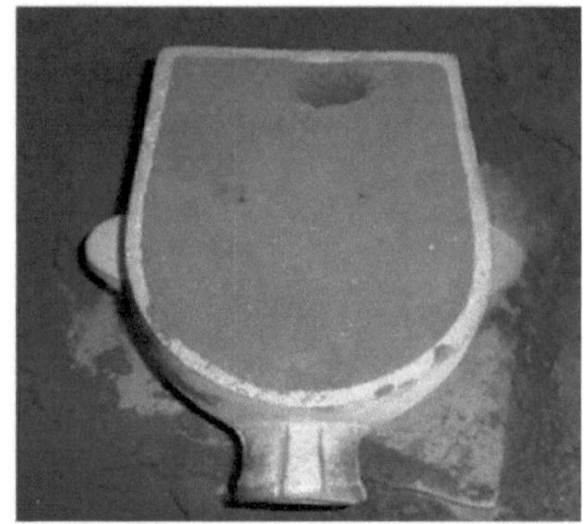

Fig. (19): O sistema de gating

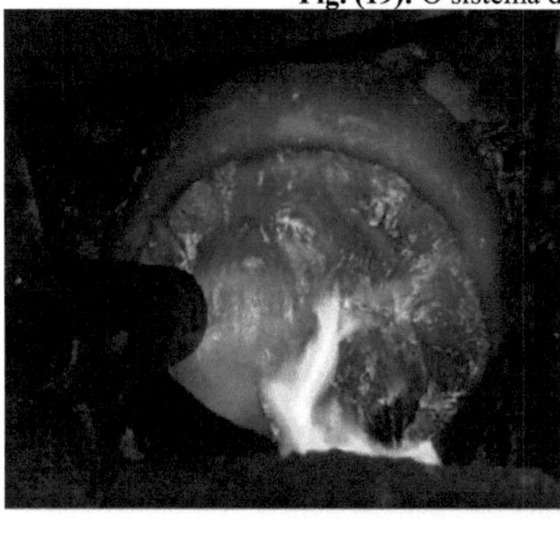

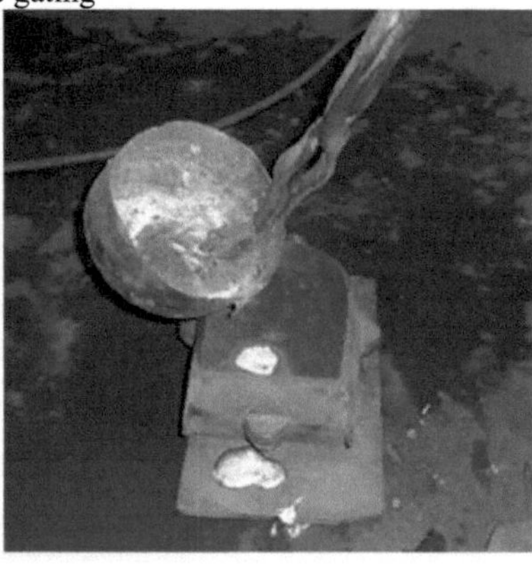

(A) **(B)**

Fig. (20A, B): A, o crómio-cobalto foi fundido até ficar cor de laranja. B, o crómio-cobalto fundido foi vertido rapidamente.

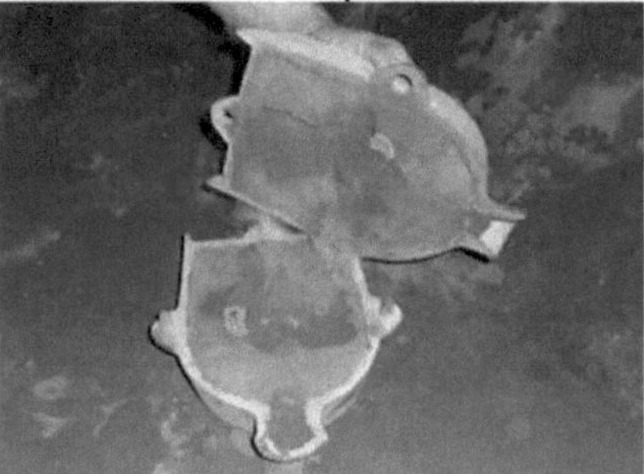

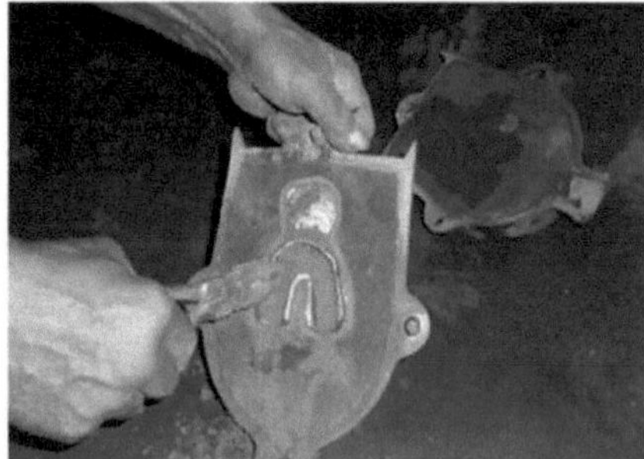

Fig. (21): O frasco foi aberto após 5 minutos.

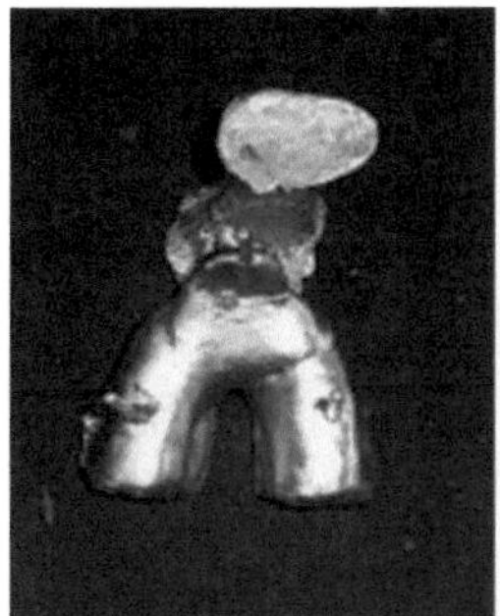
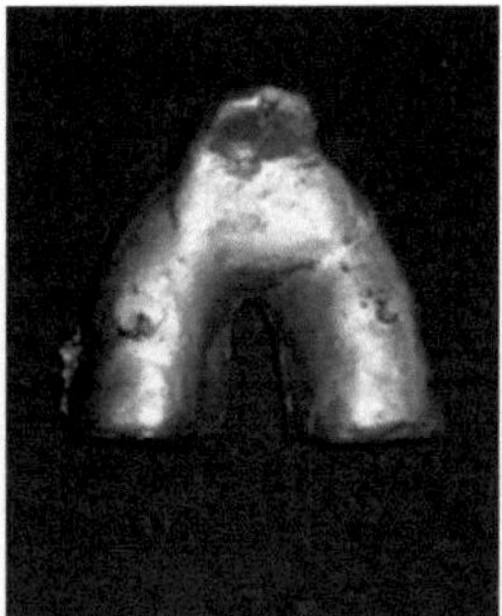
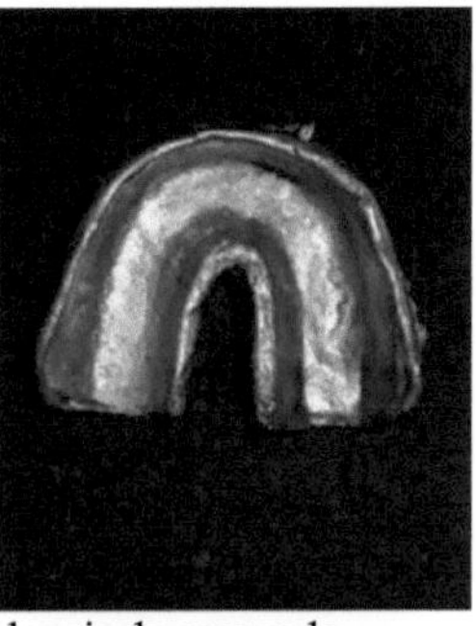

Fig. (22): O tabuleiro final de cromo-cobalto foi formado depois de escovado.

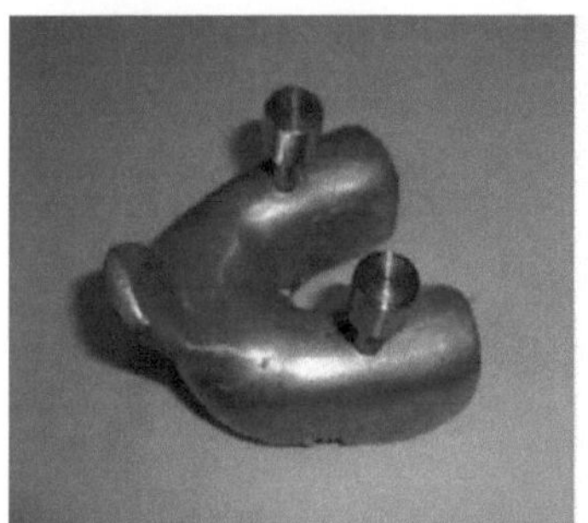
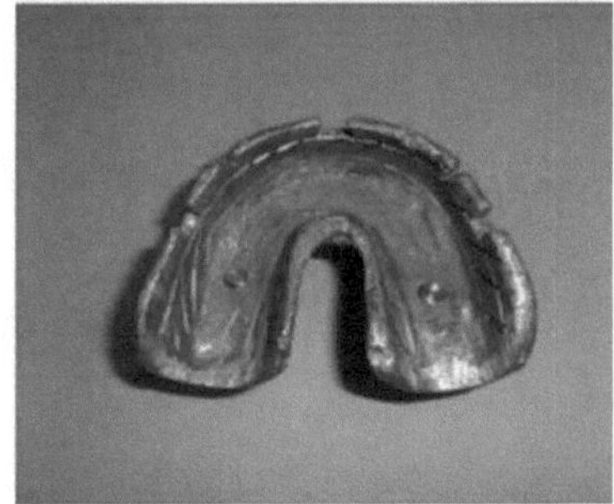

Fig. (23): O tabuleiro após o acabamento, o polimento e a fixação de dois parafusos.

III-Fabricação de um dispositivo personalizado para segurar o tabuleiro

O dispositivo personalizado para segurar a moldeira durante a moldagem foi feito de aço inoxidável (Fig. 24) para conseguir o seguinte:

1. Para fixar sempre a posição do modelo durante a realização da impressão.
2. Posicionamento reproduzível da moldeira de impressão preenchida com o material de impressão no modelo de estudo, em todas as ocasiões.
3. Para evitar o assentamento excessivo do tabuleiro.
4. Para aplicar uma carga estática padronizada (1,2 kg) na moldeira durante a polimerização do material de impressão.

Consiste numa base arredondada ajustável com uma depressão para que a base do modelo se assente nela com precisão, duas barras verticais e duas horizontais.

O modelo mestre foi colocado na base arredondada ajustável e fixado na sua posição correta. As duas barras verticais eram paralelas entre si; permitiam o movimento da barra horizontal para cima e para baixo com dois batentes móveis para evitar o assentamento excessivo do tabuleiro e para permitir uma espessura uniforme do material de impressão. A primeira barra horizontal superior fixava todas as peças. A segunda barra era móvel ao longo das duas barras verticais, com dois parafusos em cada lado para a fixar. Tinha dois entalhes no meio, com uma distância entre eles de cerca de 4 cm. Estes entalhes ajudavam a fixar o tabuleiro com os dois parafusos.

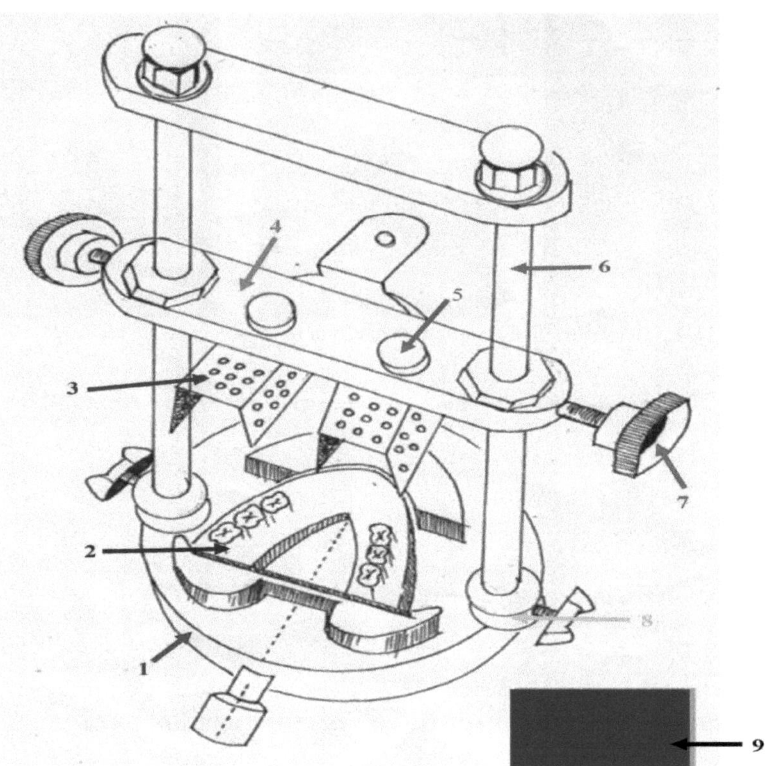

Fig. (24): O diagrama mostra as partes do dispositivo personalizado: 1 base arredondada ajustável, 2 modelo mestre, 3 tabuleiro, 4 barra horizontal, 5 parafuso para segurar o tabuleiro, 6 barra vertical, 7 parafuso, 8 rolha amovível e 9 carga estática (1,2 kg).

IV. Fabrico de espécimes experimentais

Foi efectuado um total de 30 impressões do modelo mestre utilizando três materiais de impressão em estudo, utilizando a técnica monofásica de um passo. Estas impressões foram divididas em três grupos de acordo com o material de impressão, 10 impressões em cada grupo. (Tabela 2)

Quadro 2: Os grupos de estudo.

Grupos	Grupo I	Grupo II	Grupo III
Materiais de impressão	Siloxanéter vinílico	Poliéter	Vinil polissiloxano

Sistema de impressão	Identidade		Imprego		Aquasil Ultra	
Número de espécimes	10 exemplares		10 exemplares		10 exemplares	
Subgrupos	1A	1B	2A	2B	3A	3B
Desinfectado /Não desinfectado	5 espécimes	5 espécimes	5 espécimes	5 espécimes	5 Espécimes	5 espécimes

Grupo 1: Material de impressão de vinil siloxanéter.

Grupo2: Material de impressão de poliéter.
Grupo 3: Material de impressão de vinil polissiloxano.

Cada grupo foi subdividido em dois subgrupos (subgrupo A, subgrupo B), com cinco impressões para cada subgrupo. Os subgrupos (A) foram desinfectados por imersão em solução de glutaraldeído a 2% e os subgrupos (B) não foram desinfectados.

Subgrupos 1A, 2A, 3A= desinfectados por imersão.
Subgrupo 1B, 2B, 3B= não desinfectado.

Todas as moldagens foram efectuadas com a técnica de moldagem monofásica, com a consistência de corpo médio e simultaneamente com a ajuda de um assistente.

A- Impressionar

1- Fabrico de moldes para o siloxanéter vinílico (Identium) utilizando o pentamix 2

Um adesivo de moldeira fornecido com o material de impressão foi aplicado fina e uniformemente com um pincel sobre a superfície interna da moldeira de cromo-cobalto feita à medida e estendeu-se aproximadamente 2 mm na superfície externa ao longo da periferia das moldeiras. Deixou-se secar o adesivo durante 15 minutos antes de se efectuarem as impressões. (Fig. 25)

O siloxanéter vinílico fornecido em sacos de polietileno (proporção 5:1) de base para catalisador foi inserido no seu cartucho especial desbloqueado (corpo do cartucho Identium) e, em seguida, a alavanca de bloqueio do cartucho foi premida para bloquear o cartucho.

O cartucho carregado foi então inserido na unidade Pentamix, enquanto o êmbolo se encontrava na posição mais elevada, rodando o botão de regulação do êmbolo no sentido dos ponteiros do relógio. Após a inserção completa do cartucho, o botão de regulação do êmbolo foi rodado no sentido contrário ao dos ponteiros do relógio até que os êmbolos tocassem nitidamente nos sacos de folhas.

Em seguida, fixou-se uma ponta misturadora nas aberturas de saída dos sacos de folha de alumínio de siloxanéter de vinilo (Identium) com a sua própria ponta misturadora (pontas misturadoras Dynamic mixer white). Em seguida, premiu-se a alavanca de bloqueio e fechou-se a tampa da unidade. (Fig. 26) Para a utilização inicial, foi extrudida uma pequena quantidade de material, que foi rejeitada de acordo com as instruções de fabrico.

O material de impressão de siloxanéter de vinilo foi dispensado automaticamente das pontas do corpo do cartucho Identium para a seringa de impressão metálica com uma ponta de entrega de plástico. (Fig. 27)

O material foi injetado imediatamente à volta do pilar de preparação, nos pontos de referência oclusais dos primeiros molares esquerdo e direito, e nos pontos de referência linguais dos incisivos centrais, com movimentos circulares contínuos, mantendo a ponta imersa no material injetado para evitar a entrada de ar, até ser assegurada a cobertura completa do modelo. (Fig. 28) De seguida, o modelo mestre foi montado na base arredondada ajustável do dispositivo personalizado que foi fabricado para segurar a moldeira.

A moldeira foi preenchida com material de impressão (Fig. 29) e foi confirmada no dispositivo personalizado. Foi colocado um peso de 1,2 kg no topo da segunda barra horizontal e inserido nos dois parafusos que aparafusavam a moldeira à barra. O peso de 1,2 kg foi escolhido de acordo com Hahn et al [87] para simular a quantidade de força necessária para a inserção do tabuleiro. Em seguida, os dois parafusos das barras verticais foram desapertados e a moldeira foi deixada a empurrar lentamente sobre o modelo mestre. (Fig. 30)

A moldeira foi mantida suavemente durante 5 min desde o início da mistura, permitindo assim que as impressões finais polimerizassem completamente no modelo mestre sem se levantarem sob carga estática. O tempo de presa do fabricante foi duplicado para compensar a presa da impressão à temperatura ambiente em vez de à temperatura da boca.[63]

As impressões foram removidas do modelo mestre com um movimento rápido de empurrão. Cada impressão foi inspeccionada visualmente para determinar se os pontos de referência estavam claramente reproduzidos. Quando foram observados defeitos na impressão, estes foram documentados como bolhas, vazios, rasgos ou outros defeitos e a impressão foi rejeitada.

As impressões foram enxaguadas durante 10 segundos em água corrente e deixadas na atmosfera ambiente do laboratório durante 120 minutos antes de serem vazadas. As impressões do grupo de desinfeção também foram enxaguadas durante 10 segundos em água corrente, imersas em desinfetante durante 10 minutos e deixadas em atmosfera ambiente de laboratório durante 110 minutos antes de serem vazadas[5] (Fig. 31).

2- Fabrico de moldes para poliéter (Impregum) utilizando o pentamix 2

O poliéter foi fornecido em sacos de polietileno (proporção 5:1 de base para catalisador), foi inserido no seu cartucho especial desbloqueado (cartucho penta) e, em seguida, a alavanca de bloqueio do cartucho foi premida para bloquear o cartucho.

O cartucho carregado foi então inserido na unidade Pentamix, enquanto o êmbolo se encontrava na posição mais alta, rodando o botão de regulação do êmbolo no sentido dos ponteiros do relógio. Após a inserção completa do cartucho, o botão de regulação do êmbolo foi rodado no sentido contrário ao dos ponteiros do relógio até os êmbolos tocarem nitidamente nos sacos de folhas.

Em seguida, foi fixada uma ponta de mistura nas aberturas de saída dos sacos de folha de poliéter (Impregum) com a sua própria ponta de mistura (Impregum penta mixing tips red refill). Em seguida, premiu-se a alavanca de bloqueio e fechou-se a tampa da unidade. Para a primeira utilização, foi extrudida uma pequena quantidade de material e deitada fora de acordo com as instruções de fabrico.

O material de impressão de poliéter foi dispensado automaticamente das pontas do cartucho penta para uma seringa de impressão metálica com uma ponta de entrega de plástico.

O processo restante da técnica de moldagem foi o mesmo que o do siloxanéter vinílico, considerando que um adesivo de moldeira fornecido com o material de moldagem foi aplicado de forma fina e uniforme com um pincel e foi utilizado um peso de 1,2 kg.

3- Impressão de polisiloxano vinílico (Aquasil Ultra) utilizando um dispensador de cartuchos

O material de impressão de polissiloxano vinílico (Aquasil Ultra), fornecido num cartucho de plástico de câmara dupla, com 50 ml de volume, proporção de base para catalisador (1:1), está pronto para ser inserido diretamente no dispensador manual, mas primeiro a alavanca de libertação preta na parte de trás do dispensador foi premida, depois o êmbolo do dispensador foi puxado para a sua posição mais posterior, o fecho do cartucho foi levantado e o cartucho foi inserido. Em seguida, foi colocada uma ponta mista nas aberturas de saída do cartucho de plástico de câmara dupla. (Fig. 32) Depois de o cartucho ter sido fixado no dispensador, foi extrudida uma pequena quantidade de material, que foi eliminada.

O material de moldagem de vinil polissiloxano foi dispensado automaticamente das pontas Aquasil Ultra para a seringa de moldagem metálica e para o modelo mestre, e depois para a moldeira especial com uma ponta de entrega de plástico. (Fig. 33, 34, 35)

O processo restante da técnica de moldagem foi o mesmo do siloxanéter vinílico e do poliéter, considerando que um adesivo de moldeira fornecido com o material de moldagem foi aplicado fina e uniformemente com um pincel e foi utilizado um peso de 1,2 kg.

B- Impressão de derrame

As impressões foram efectuadas com uma pedra melhorada do tipo

IV†††. O rácio recomendado é de 20 ml de água destilada para 100 g de pó. A quantidade de gesso foi padronizada utilizando um recipiente de medição gradual de água em vidro e um sistema de balança digital sensível. A pedra melhorada foi primeiro misturada à mão para incorporar a água durante 10 segundos e depois misturada mecanicamente sob vácuo durante 30 segundos. A mistura foi vibrada nas impressões para a encher até aos limites da impressão (Fig. 36, 37).

Foi utilizada uma base de borracha para deitar a base de impressão (Fig. 38 a). Esta forma de base foi preenchida com outra mistura de pedra enquanto estava no vibrador (Fig. 38 b). O modelo de gesso foi invertido sobre a mistura de gesso enquanto estava mole para formar a base (Fig. 38 c). Após uma hora, o modelo foi separado tanto da impressão como da base de borracha.

††† Elite ©dental stones, zhermack Technical, Rovigo, Itália.

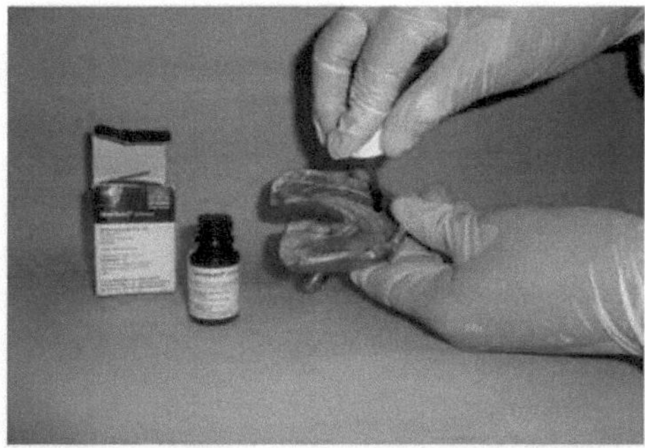

Fig. (25): Aplicação do adesivo de tabuleiro VSE

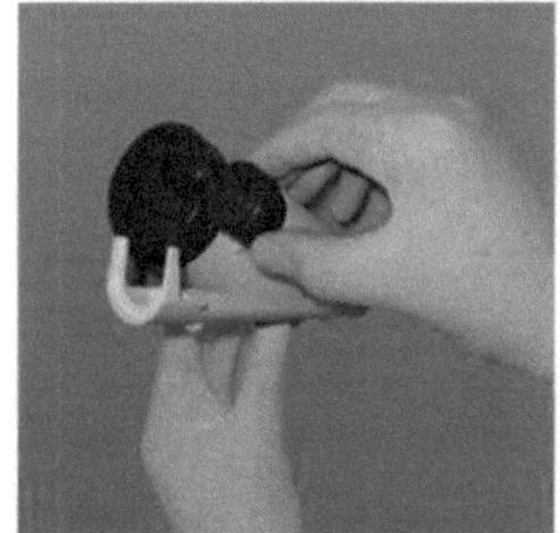

Carregamento da base no cartucho Identium

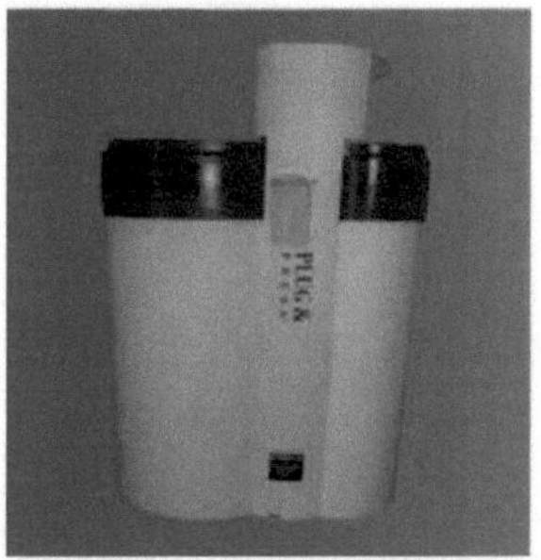

Folhas de base e de catalisador no lugar

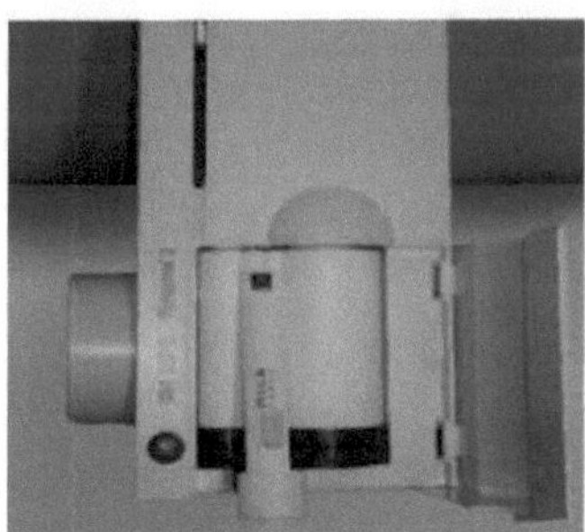

Cartucho carregado no lugar

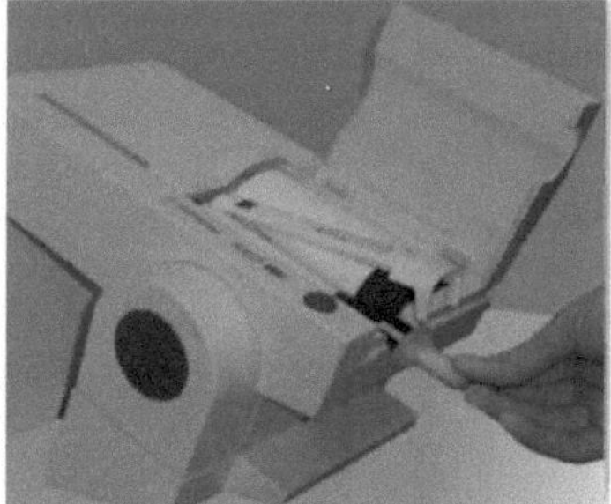

Adaptação da ponta de mistura dinâmica

Fig. (26): Mistura dinâmica de vinil silicosanéter

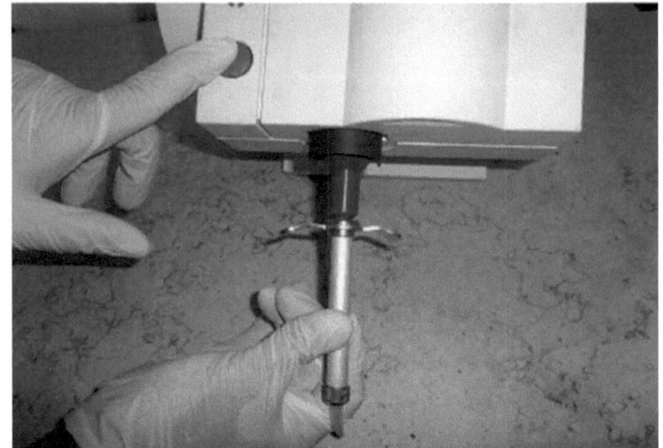

Fig. (27): Carregamento da seringa com VSE.

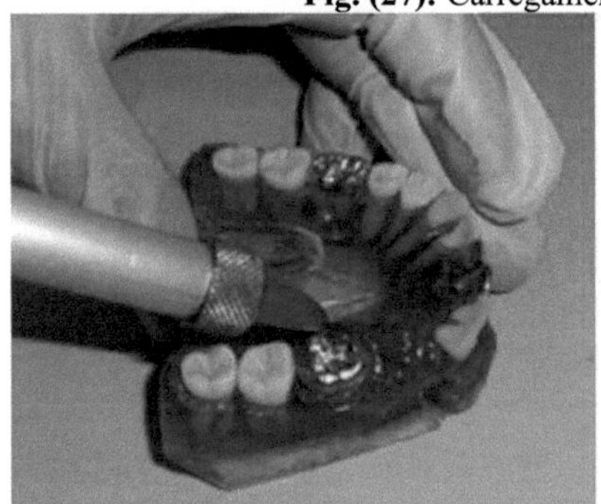

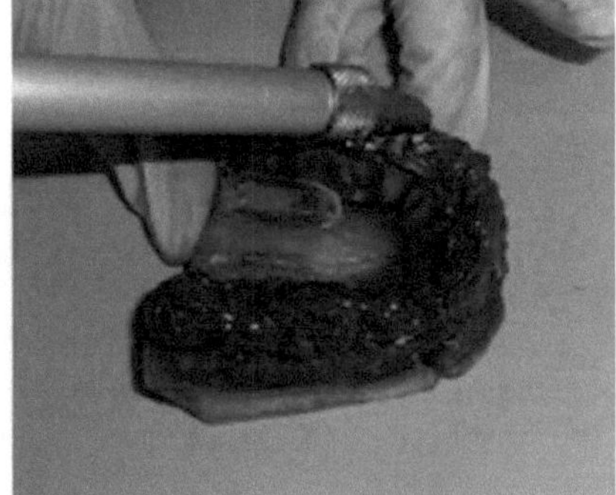

Fig. (28): O material foi injetado à volta de todos os dentes

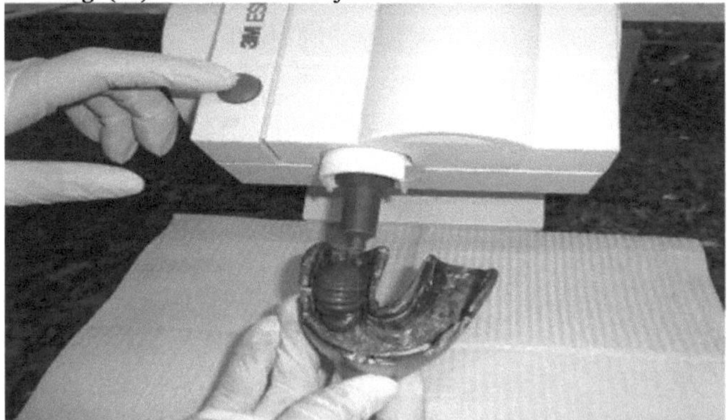

Fig. (29): Enchimento de tabuleiro com siloxanéter vinílico (Identium).

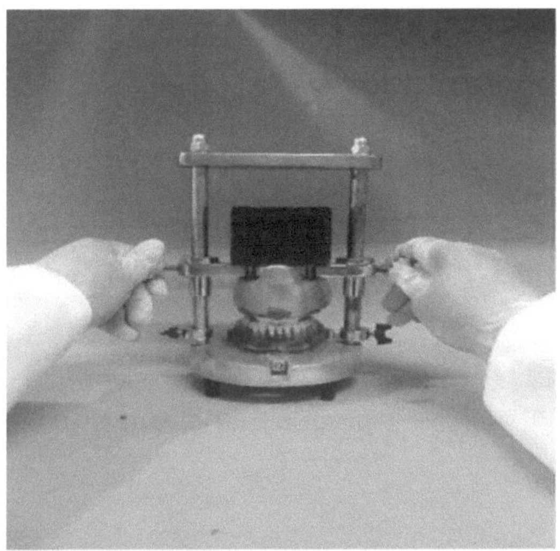

Fig. (30): Foi colocado um peso de 1,2 kg e os parafusos das barras verticais foram desapertados.

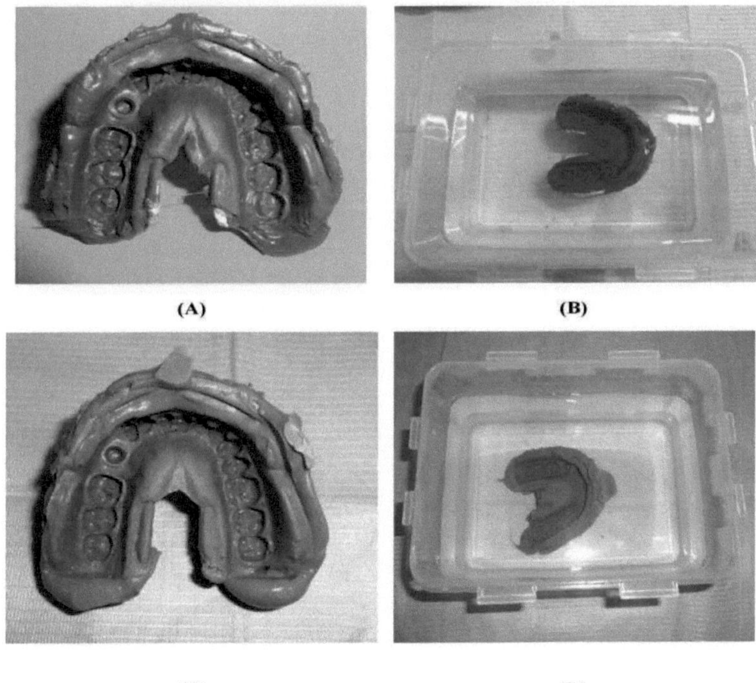

(A) (B)

(C) (D)

Fig. (31A-D): Materiais de impressão depois de removidos do modelo mestre e imersos em desinfetante durante 10 minutos.

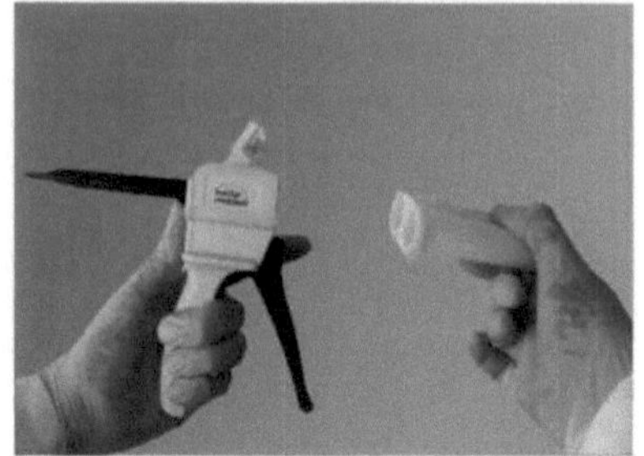

Colocação do cartucho no dispensador.

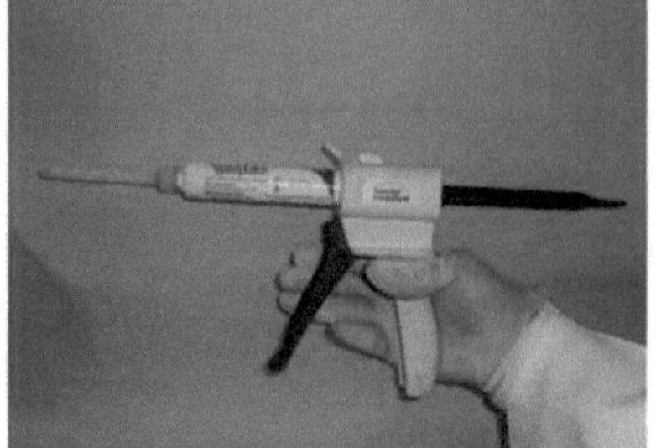

Montagem da ponta misturadora estática.

Fig. (32): Vinil polisiloxano (Aquasil ultra monofásico) mistura manual automática.

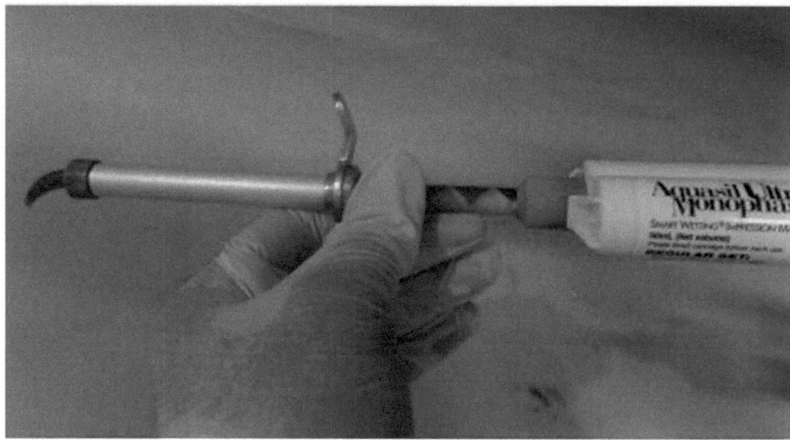

Fig. (33): Carregamento da seringa com polissiloxano vinílico (Aquasil ultra).

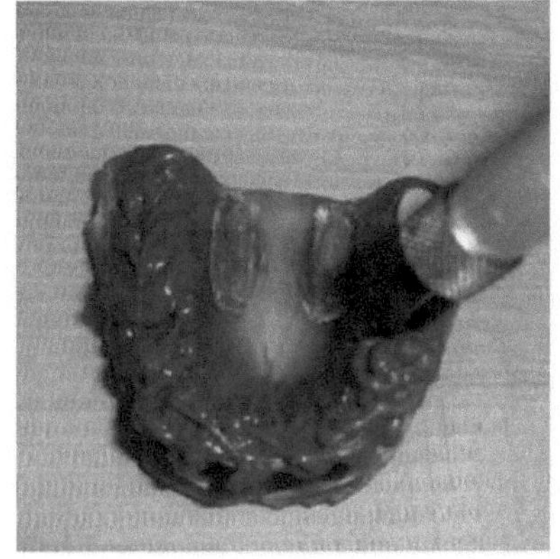

Colocação do cartucho no dispensador.

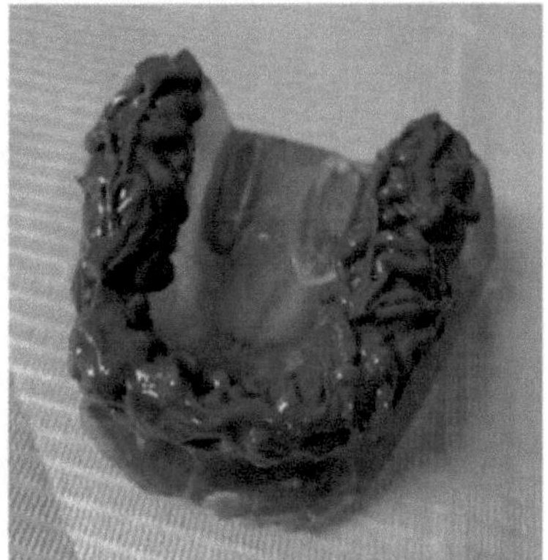

Montagem da ponta misturadora estática.

Fig. (34): Aplicação de VPS (Aquasil ultra) à volta de todos os dentes.

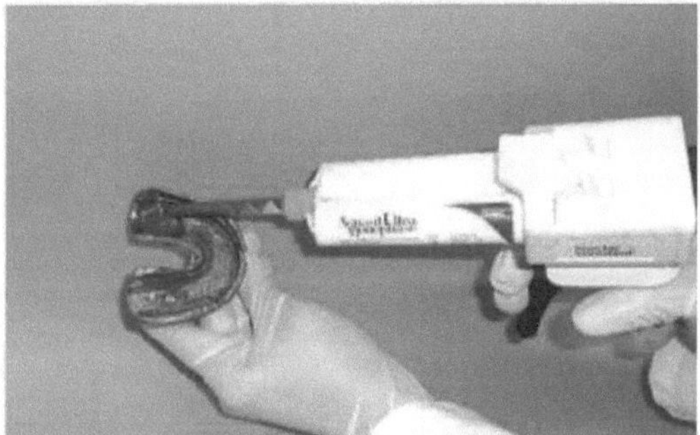

Fig. (35): Tabuleiro preenchido com VPS (Aquasil ultra).

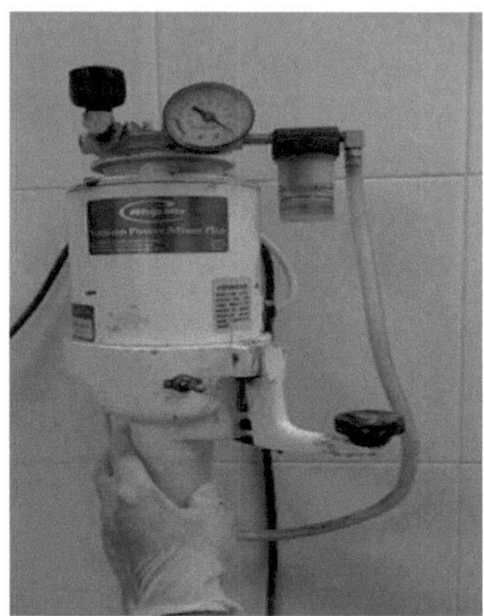

Fig. (36): A pedra melhorada misturada mecanicamente sob vácuo durante 30 segundos.

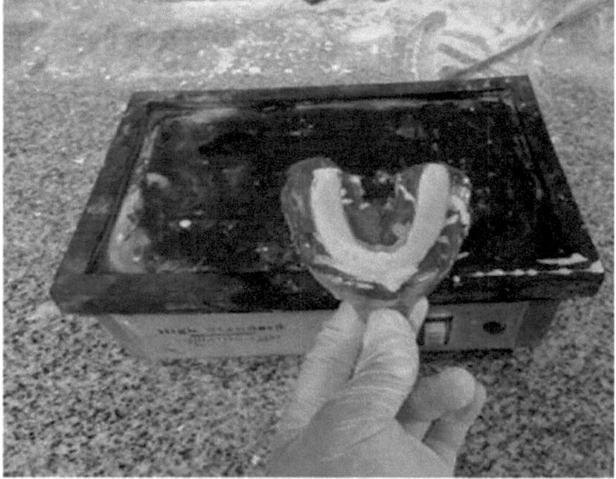

Fig. (37): Impressão vertida com a mistura de pedra utilizada num vibrato.

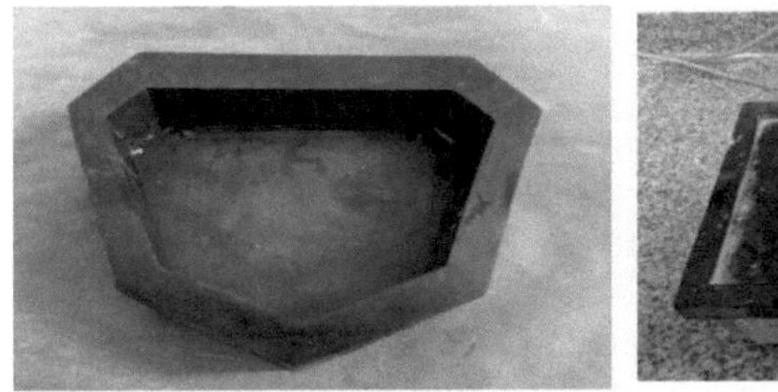

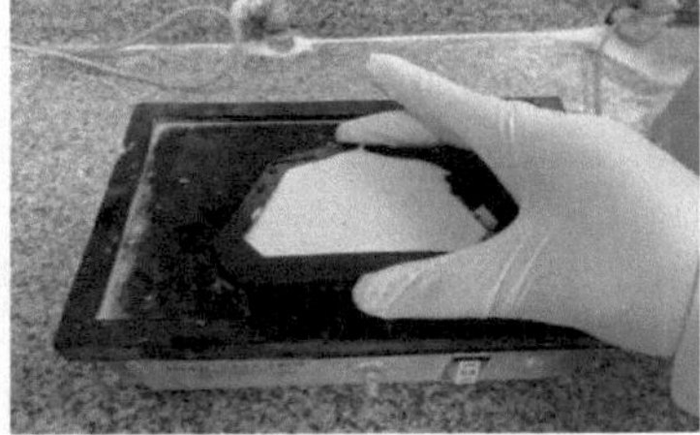

(A) (B)

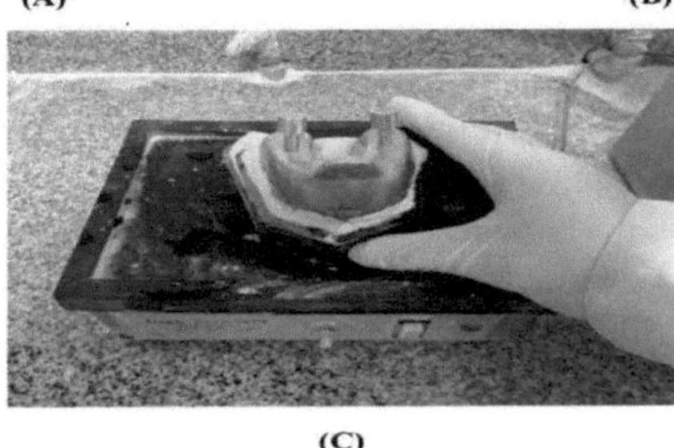

(C)

Fig. (38A-C): Fabrico da base de impressão:
A, Base de borracha para modelos.
B, Preencher a base comercial com pedra.
C, O modelo de pedra foi invertido sobre a mistura de pedra.

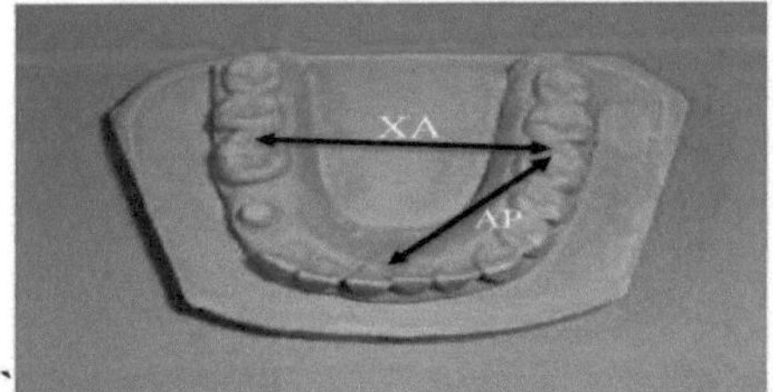

(A)

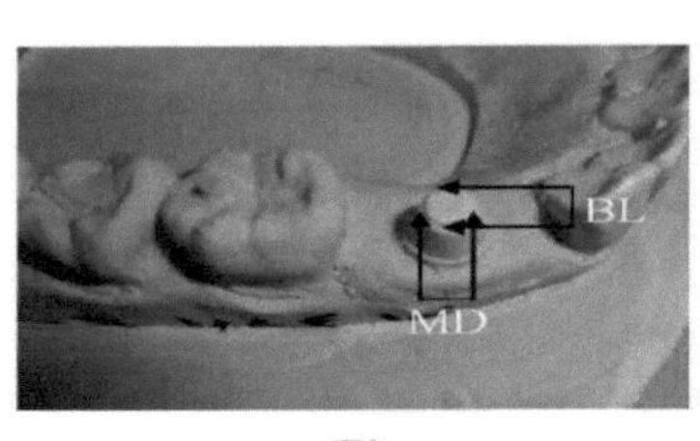

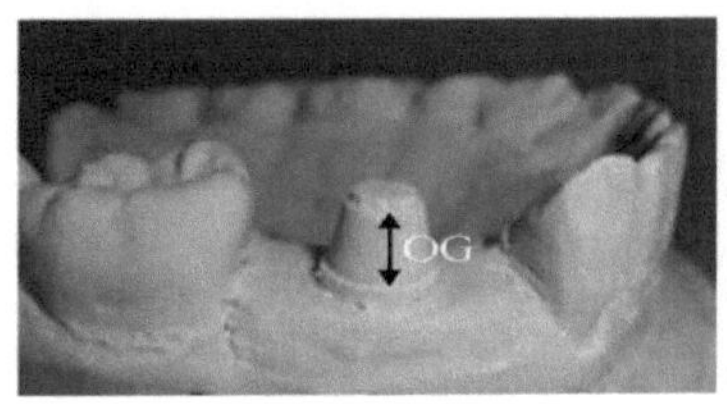

(B) (C)

Fig. (39A-C): O modelo de estudo: A, Modelo de estudo com dimensões anteroposterior e transversal da arcada. B, Preparação de pré-molares com dimensões mesiodistais e vestibulares. C, Preparo do pré-molar com dimensão oclusogengival.

V- Medições

A exatidão das impressões foi avaliada através da medição das dimensões em moldes de pedra vazados a partir das impressões do modelo mestre.

As medidas dos moldes de pedra foram comparadas com as medidas correspondentes do modelo mestre.

Foram utilizados pontos de referência para medir o modelo mestre e nos moldes de pedra vazados a partir da impressão para determinar a dimensão seguinte:

- Dimensão anteroposterior (AP): incisivo-molar.
- Dimensão da arcada transversal (XA): molar-molar.
- Dimensão mesiodistal (MD) da preparação do pré-molar.
- Dimensão bucolingual (BL) da preparação do pré-molar.
- Dimensão oclusogengival (OG) da preparação do pré-molar.

Todas as medições e observações em todas as etapas foram efectuadas pelo mesmo investigador nos mesmos pontos de referência.

As medições de A11 para os modelos mestre e de pedra foram efectuadas com um microscópio de medição universal (Carl Zeiss, Alemanha) capaz de medir até 0,001 mm. (Fig. 8) As medidas do modelo mestre foram usadas como medida padrão para comparação. As medições dos moldes de gesso foram comparadas com as medições correspondentes do modelo mestre em aço inoxidável.

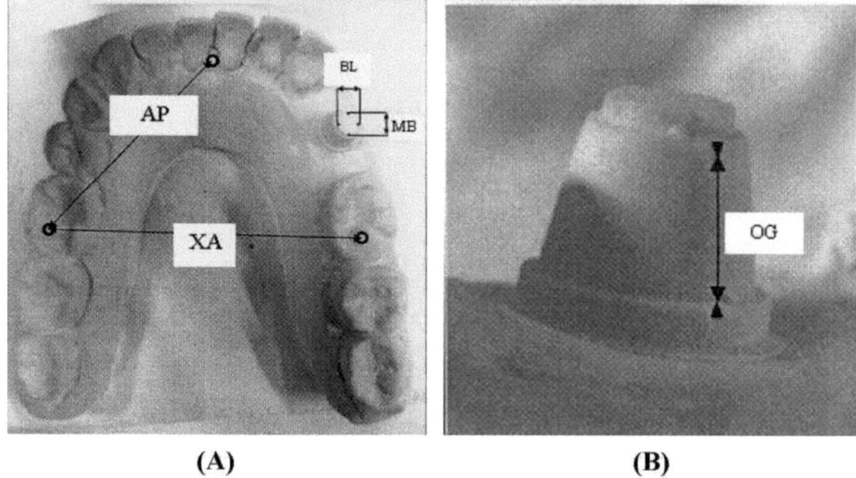

Fig. (40A,B): A, pedra fundida com as dimensões (AP), (XA), (MB) e (BL). B, matriz de pedra com a dimensão (OG) utilizando o microscópio de medição universal (Fig. 8).

VI- Análise estatística

Todas as medições e observações em todas as etapas foram efectuadas pelo mesmo investigador nos mesmos pontos de referência. Os dados foram recolhidos de cada grupo e de acordo com cada teste, e depois analisados estatisticamente com uma análise de variância de uma via para comparar entre grupos. Todos os testes de hipóteses foram efectuados com $P < 0,05$.

Capítulo 4
RESULTADOS

No presente estudo, foi efectuado um total de 30 moldagens do modelo mestre utilizando três materiais de moldagem, utilizando a técnica monofásica de um passo. Estas impressões foram divididas em 3 grupos de acordo com o material de impressão (vinil siloxanéter, vinil polissiloxano e poliéter), 10 impressões em cada grupo. Cada grupo foi subdividido em 2 subgrupos (subgrupo A, subgrupo B), 5 moldagens para cada subgrupo. Os subgrupos (A) foram desinfectados por imersão em solução de glutaraldeído a 2% e os subgrupos (B) não foram desinfectados.

Estatísticas descritivas

As estatísticas descritivas foram calculadas como médias e desvios-padrão para todos os grupos. A comparação das medições médias entre os três grupos e as medições do modelo mestre foi efectuada através de uma ANOVA unidirecional - teste HSD de Tukey. O nível de significância foi fixado em 0,05. Foram utilizados gráficos de barras em Excel para a apresentação gráfica.

Table (III) e a figura (41) mostra: Diferenças médias e padrão desvio da dimensão antero-posterior (AP) para diferentes grupos de materiais de impressão em condições desinfectadas e não desinfectadas. Não foram encontradas diferenças estatisticamente significativas em todos os grupos de acordo com a dimensão anteroposterior (AP) (F=0,628, P=0,680).

Tabela (III): Comparação entre os diferentes grupos e o modelo mestre para a dimensão anteroposterior (AP) em mm.

	Grupo 1A	Grupo 1B	Grupo 2A	Grupo 2B	Grupo 2B	Grupo 3B
Mín-Máx	30.690-31.21	31.049-31.335	30.930-31.626	30.691-31.876	30.921-31.253	30.896-31.119
Diferenças médias ±SD	0.0126±0.0244	0.0834±0.0789	0.0928±0.2075	0.1428±0.3193	0.0182±0.0407	0.0000±0.0000
Modelo mestre	31.162					
F P	sfc 0.628 0.680					

F: Teste F (ANOVA-Tukey HSD)

* : Estaticamente não significativo a p <0,05

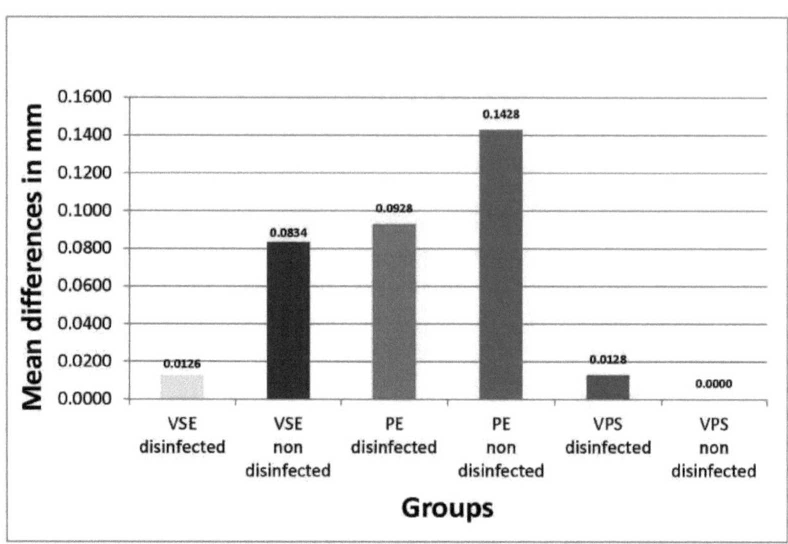

Fig. (41): Comparação entre as diferenças médias para a dimensão anteroposterior.

A tabela IV e a figura (42) mostram: Diferenças médias e desvio padrão da dimensão da arcada transversal (XA) para diferentes grupos de materiais de impressão em condições desinfectadas e não desinfectadas. Não foram encontradas diferenças estatisticamente significativas em todos os grupos de acordo com a dimensão da arcada cruzada (XA) (F=0,796, P=0,570).

Tabela (IV): Comparação entre os diferentes grupos e o modelo mestre para a dimensão do arco cruzado (XA) em mm.

	Grupo 1A	**Grupo 1B**	**Grupo 2A**	**Grupo 2B**	**Grupo 3A**	**Grupo 3B**
Mín-Máx	39.629-42.565	40.046-40.282	39.366-40.154	40.135-41.811	39.760-40.424	40.012-40.127
Diferenças médias ±SD	0.4656±1.0355	0.0094±0.0149	0.0000±0.0000	0.3810±0.6966	0.0354±0.0792	0.0000±0.0000
Modelo mestre	40.247					
F P	sfc 0.796 0.570					

F: Teste F (ANOVA-Tukey HSD)

* : Estaticamente não significativo a p <0,05

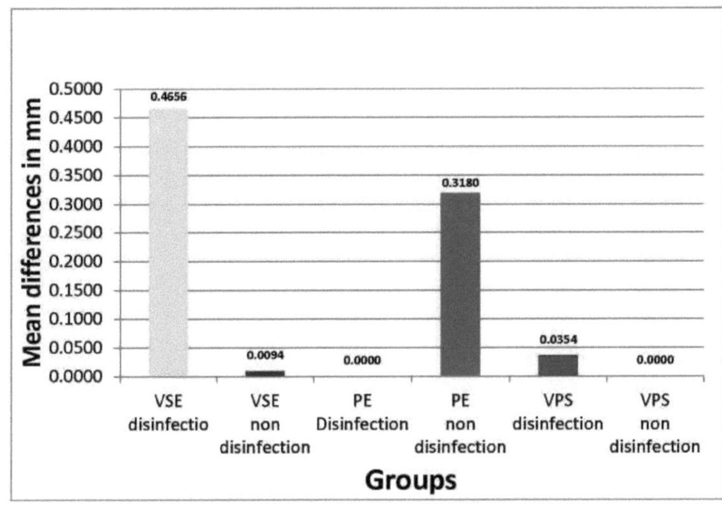

Fig. (42): Comparação entre as diferenças médias para a dimensão do arco cruzado (XA).

A tabela V e a figura (43) mostram: Diferenças médias e desvio padrão da dimensão mesiodistal (MD) para diferentes grupos de materiais de impressão em condições desinfectadas e não desinfectadas. Não foram encontradas diferenças estatisticamente significativas em todos os grupos de acordo com a dimensão mesiodistal (MD) (F=0,834, P=0,532).

Quadro (V): Comparação entre os diferentes grupos e o modelo mestre para a dimensão mesiodistal (MD) em mm.

	Grupo 1A	Grupo 1B	Grupo 2A	Grupo 2B	Grupo 3A	Grupo 3B
Mín-Máx	3.075-3.171	3.861-3.292	3.031-3.291	3.114-3.151	3.157-3.215	3.093-3.245
Diferenças médias ±SD	0.1276±0.0401	0.1494±0.0882	0.1886±0.1036	0.1262±0.0157	0.1792±0.0174	0.1558±0.0570
Modelo mestre	3.001					
F P	0.834 0.532					

F: Teste F (ANOVA-Tukey HSD)
* : Estaticamente não significativo a p <0,05

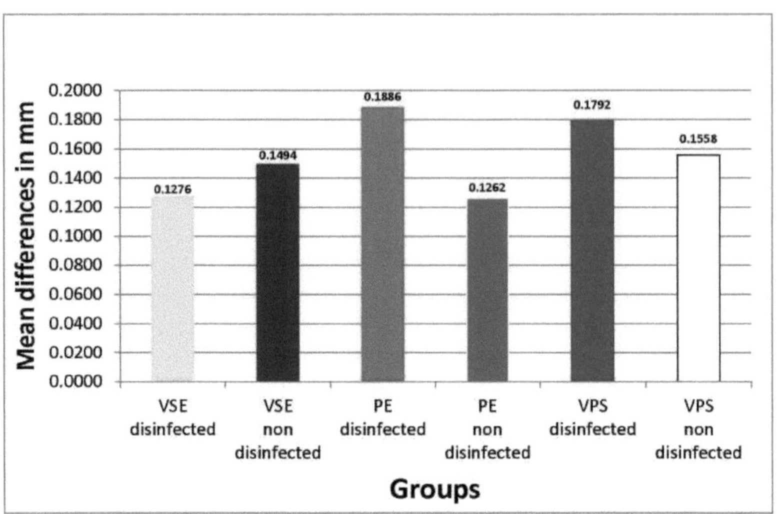

Fig. (43): Comparação entre as diferenças médias para a dimensão mesiodistal (MD).

A tabela (VI) e a figura (44) mostram: Diferenças médias e desvio padrão da dimensão vestibulolingual (BL) para diferentes grupos de materiais de impressão em condições desinfectadas e não desinfectadas. Não foram encontradas diferenças estatisticamente significativas em todos os grupos de acordo com a dimensão vestibulolingual (BL) (F=1,513, P=0,217).

Tabela (VI): Comparação entre o modelo mestre dos diferentes grupos para a dimensão vestibulolingual (BL) em mm.

	Grupo 1A	**Grupo 1B**	**Grupo 2A**	**Grupo 2B**	**Grupo 3A**	**Grupo 3B**
Mín-Máx	3.030-3.155	3.020-3.160	3.115-3.255	3.050-3.132	2.990-3.125	3.019-3.224
Diferenças médias ±SD	0.0156±0.0233	0.0188±0.0255	0.0662±0.0570	0.0128±0.0175	0.0102±0.0109	0.0336±0.0526
Modelo mestre	3.099					
F P	1.513* 0.217					

F: Teste F (ANOVA-Tukey HSD)
* : Estaticamente não significativo a p <0,05

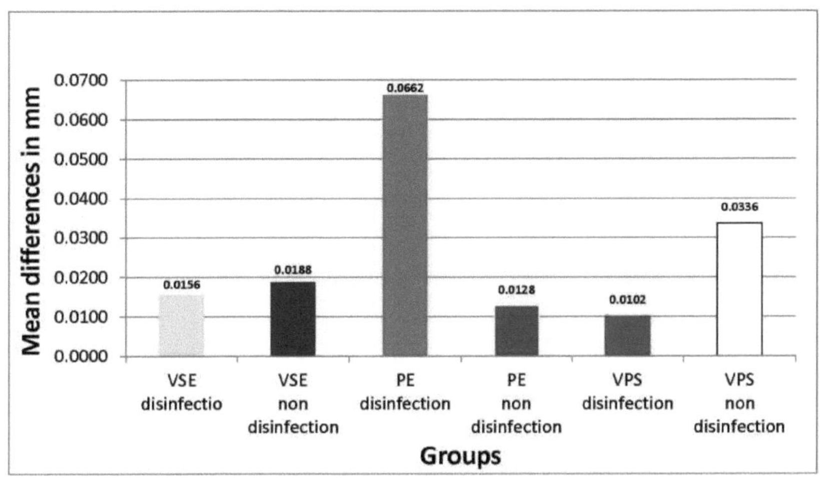

Fig. (44): Comparação entre as diferenças médias para a dimensão bucolingual (BL).

A tabela (VII) e a figura (45) mostram: Diferenças médias e desvio padrão da dimensão oclusogengival (OG) para diferentes grupos de materiais de impressão em condições desinfectadas e não desinfectadas. Não foram encontradas diferenças estatisticamente significativas em todos os grupos de acordo com a dimensão oclusogengival (OG) (F=0,948, P=0,468).

Tabela (VII): Comparação entre os diferentes grupos e o modelo mestre para a dimensão oclusogengival (OG) em mm.

	Grupo 1A	**Grupo 1B**	**Grupo 2A**	**Grupo 2B**	**Grupo 3A**	**Grupo 3B**
Mín-Máx	3.820-3.976	3.817-3.917	3.854-3.958	3.824-4.048	3.839-4.145	3.765-4.017
Diferenças médias ±SD	0.3736±0.0591	0.3526±0.0463	0.3684±0.0425	0.3928±0.0963	0.4462±0.1551	0.3296±0.0982
Modelo mestre	3.530					
F **P**	0.948 0.468					

F: Teste F (ANOVA-Tukey HSD)
* : Estaticamente não significativo a p <0,05

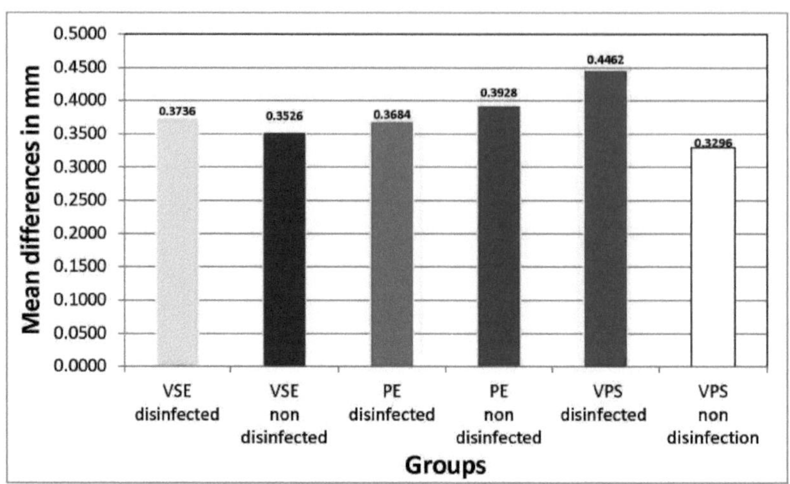

Fig. (45): Comparação entre a média da dimensão oclusogengival (OG).

Capítulo 5
DISCUSSÃO

Uma moldagem precisa é o primeiro e um passo integral no complexo processo de fabrico de uma restauração dentária indireta bem ajustada. O objetivo geral de uma impressão dentária é produzir uma réplica tridimensional negativa exacta dos tecidos duros e moles da cavidade oral.[22]

O objetivo desta investigação laboratorial foi avaliar a precisão dimensional do material de moldagem de siloxanéter de vinilo recentemente introduzido, em comparação com os materiais de moldagem de poliéter e polissiloxano de vinilo normalmente utilizados.

O objetivo desta investigação era também discutir como a precisão poderia ser afetada quando as impressões eram desinfectadas por imersão. Assim, a discussão centrar-se-á principalmente na impressão desinfectada, uma vez que a desinfeção era uma necessidade clínica.

Seleção do material de impressão

Existem muitos materiais de impressão disponíveis que cumprem critérios como a não toxicidade, a facilidade de manuseamento, a precisão adequada, a boa reprodução de pormenores e a estabilidade dimensional.[4,14,22,88-90]

A estabilidade dimensional e os detalhes de superfície obtidos com os materiais de impressão de silicone polimerizado de adição tornaram-nos no material de eleição para o registo de impressões que requerem um elevado grau de precisão.[91]

Neste estudo, os sistemas de moldagem utilizados são materiais de moldagem elastoméricos. Foram escolhidos de acordo com a sua base química; o poliéter possui um elevado grau de molhabilidade devido à sua hidrofilicidade e, por isso, foi bem adaptado ao ambiente húmido que existe intra-oralmente. Em contraste, o polissiloxano vinílico é hidrofóbico, devido à sua química molecular; no entanto, era conhecido pela sua recuperação elástica superior.

O material de moldagem em estudo, o vinilsiloxanéter, é um material híbrido com uma base derivada dos materiais de moldagem de poliéter e de polissiloxano vinílico, pelo que era razoável comparar o novo material híbrido com o poliéter e o polissiloxano vinílico como grupos de controlo, além de que a sua precisão na reprodução de detalhes e estabilidade dimensional são claramente evidentes.[15,18,88,92-95]

De acordo com as informações fornecidas pelo fabricante, a composição do siloxanéter vinílico destinava-se a incorporar a hidrofilicidade natural dos materiais de poliéter convencionais juntamente com as propriedades desejáveis dos materiais de polissiloxano vinílico, tais como a recuperação elástica e a resistência ao rasgamento.

Para melhorar ainda mais as caraterísticas de molhabilidade e fluidez, o fabricante incorporou no siloxanéter vinílico um tensor de tensão superficial (STES) e um tensioativo condicionador de molhabilidade (WCS).

Embora a exatidão do poliéter e do polissiloxano vinílico esteja bem estabelecida na literatura,[14,15] a investigação em curso do novo siloxanéter vinílico formulado foi fundamental para verificar se a sua precisão é comparável à dos materiais anteriormente avaliados.

Ensaio de fabrico de modelos

No presente estudo, o modelo mestre de teste utilizado foi semelhante ao utilizado em estudos anteriores [5, 14, 15] com algumas modificações que foram efectuadas neste estudo:

1. Os incisivos centrais em acrílico e os primeiros molares esquerdos foram substituídos por dentes fixos de níquel-crómio, por serem mais estáveis do que a resina acrílica.
2. Três pontos de referência foram maquinados nos dentes metálicos, enquanto nos outros estudos, os pontos de referência tinham a forma de inserções metálicas fixadas aos dentes acrílicos.
3. O primeiro pré-molar tinha uma coroa de níquel-crómio e foi fixado no modelo para evitar qualquer movimento, enquanto nos outros estudos era removível.
4. Foi fabricado um dispositivo especial feito à medida para segurar a moldeira, de modo a permitir o assentamento passivo e a centragem exacta da moldeira durante a moldagem, enquanto nos estudos anteriores as moldagens eram feitas à mão livre.
5. Foi aplicado um peso de 1,2 kg na moldeira para reproduzir a mesma quantidade de pressão em todas as impressões durante o assentamento e a polimerização, enquanto outros estudos utilizaram a pressão dos dedos.

As alterações dimensionais lineares detectadas nas matrizes de pedra representam alterações que ocorreram ao longo do processo de impressão.

Antes do carregamento do tabuleiro, foi deixado um tempo de secagem de 15 minutos para a cola, tal como recomendado pelo fabricante. Os tempos de secagem sugeridos para os adesivos variam muito entre os fabricantes. A literatura enfatiza a importância de permitir que o adesivo seque completamente antes de efetuar a impressão.[68] Por outro lado, um tempo de secagem prolongado pode provocar a evaporação excessiva dos solventes e comprometer a eficácia do adesivo.[64]

Técnica de impressão

A seleção da técnica de moldagem é importante para o fabrico de moldes de trabalho precisos. Idris et al[39] e Hung et al[74] investigaram a importância das técnicas de moldagem e referiram que a exatidão da moldagem não dependia da técnica. No entanto, outros[11,73,75] afirmaram que a técnica era um fator crítico que influenciava a precisão da impressão.

Neste estudo, foi utilizado um sistema de mistura dinâmico (pentamix 2) para os sistemas de moldagem VSE e PE e um sistema de mistura automático estático (dispensador manual) para o sistema de moldagem VPS (mistura mecânica ou mistura automática), porque cada material é fornecido pelo fabricante especificamente para esta técnica de mistura. Todas as impressões foram efectuadas com a técnica de moldeira de seringa de uma só mistura (monofásica) e um passo, utilizando o dispositivo de mistura e as pontas de mistura correspondentes.[26]

É comum entre a maioria dos profissionais utilizar um material de tabuleiro mais pesado em combinação com um material de seringa de baixa viscosidade, de modo a que o material de baixa viscosidade proporcione uma melhor reprodução dos pormenores da superfície^[82,96,97]

Esta técnica pode causar alguns problemas, tais como alterações dimensionais, tempo extra na cadeira e necessidade de material adicional.[74,98,99] Foi utilizada a técnica de moldagem monofásica de um passo, uma vez que tem as vantagens da exatidão dimensional, simplicidade e padronização adequada devido à inserção da moldeira uma vez, o que resultou na eliminação de qualquer fonte de distorção.[39,74,96,98]

Johnson et al 2003[13] estudaram o efeito da reprodução de pormenores de impressões monofásicas e de dupla viscosidade utilizando impressões de poliéter e de silicone de adição, e concluíram que os sistemas de viscosidade única reproduziam melhor o padrão padrão dente de serra do que os sistemas de dupla viscosidade.

Além disso, Luthardt et al 2010[98] compararam técnicas de moldagem monofásica e de lavagem do betume em duas fases, tendo concluído que as discrepâncias nas moldagens monofásicas de uma fase eram significativamente menores em comparação com as moldagens de duas fases de lavagem do betume e que os procedimentos de uma fase eram mais exactos.

De acordo com as instruções do fabricante, todos os materiais foram misturados e deixados a endurecer à temperatura ambiente de 23 °C. O tempo de presa foi duplicado para compensar a presa da impressão à temperatura ambiente em vez de à temperatura da boca. O efeito da temperatura ambiente e da boca nas caraterísticas do tempo de presa dos materiais VPS também foi documentado pela ADA.[100]

A escolha da solução desinfetante utilizada neste estudo (glutaraldeído a 2%) deveu-se ao facto de estar amplamente difundida e ser eficaz na eliminação de agentes patogénicos potencialmente presentes nas superfícies das impressões.[68,101,102]

Fabrico de espécimes

No presente estudo, foi efectuado um total de trinta moldagens, quinze das quais foram desinfectadas e as outras quinze não foram desinfectadas. Todas as moldagens foram efectuadas em gesso dentário tipo IV, proporcionando uma amostra de cinco moldes para uma comparação eficaz entre três materiais de moldagem.

De acordo com Lepe e Johnson (1997)[15], Wadhwani et al (2005)[14] e Stober et al (2010)[5] as medidas dos moldes de gesso foram comparadas com as medidas correspondentes do modelo mestre Foram medidas cinco dimensões no modelo mestre e nos moldes de gesso vertidos da impressão anteroposterior, arco cruzado, mesiodistal, bucolingual e oclusogengival.

No presente estudo, verificou-se que não houve diferença significativa em todas as medições nos três grupos de teste (grupo 1 VSE, grupo 2 PE e grupo 3 VPS) e nos seus subgrupos (1A, 2A e 3A que foram desinfectados e 1B, 2B e 3B que não foram desinfectados).

Parte dos resultados está de acordo com Lepe e Johnson (1997)[15] que afirmaram que não foram observadas diferenças significativas para as dimensões AP e XA quando comparadas com o modelo mestre e a outra parte discorda deles no que diz respeito às dimensões MD, BL e OG, pois apresentaram diferenças estatisticamente significativas. Isto pode ser explicado pelo facto de terem utilizado uma solução forte de glutaraldeído ácido a 2% durante 18 horas, enquanto neste estudo a solução forte de glutaraldeído ácido a 2% foi utilizada durante 10 minutos.

Os resultados também estão de acordo com Wadhwani et al (2005)[14]que concluíram que não havia diferenças significativas entre as condições desinfectadas e não desinfectadas em todos os locais. Também não foram encontradas diferenças significativas para a dimensão BL, mas o resultado está em desacordo com eles no que respeita às dimensões AP, XA, MD e OG, que apresentaram diferenças estatisticamente significativas. Esta discordância pode ser atribuída ao protocolo de armazenamento e desinfeção das impressões, que difere do seguido no presente estudo.

Os resultados também discordam de Stober et al (2010)[5]que concluíram que havia diferenças significativas entre os sistemas de moldagem para cada dimensão, exceto AP, que não era significativo. Verificaram também que existiam diferenças significativas entre as condições desinfectadas e não desinfectadas no que diz respeito às dimensões do molde de trabalho em gesso (AP e XA), mas não existiam diferenças significativas para as dimensões do molde de trabalho (MD, BL e OG). A causa desta diferença pode dever-se à utilização de um dispositivo feito à medida (Fig. 24) para segurar a moldeira durante a realização das impressões com carga estática para normalizar este procedimento no presente estudo, o que não foi utilizado no estudo dos autores.

Para além disso, estes resultados discordam de Nassar et al (2013)[45]que verificaram que existiam diferenças significativas entre os três materiais de moldagem para as dimensões AP e XA. Os moldes produzidos a partir de um VSE desinfectado de presa regular demonstraram uma excelente estabilidade dimensional em diferentes tempos de vazamento e foram comparáveis aos materiais de impressão VPS e PE testados. Isto pode ser explicado pelo facto de ter sido utilizada uma solução completa de glutaraldeído ácido a 2,5% durante 2 semanas, enquanto neste estudo foi utilizada uma solução completa de glutaraldeído ácido a 2% durante 10 minutos.

RESUMO

Este estudo foi efectuado para avaliar a precisão dimensional do material de moldagem de siloxanéter de vinilo recentemente introduzido em comparação com os materiais de moldagem de poliéter e de polissiloxano de vinilo normalmente utilizados.

Os materiais de moldagem utilizados neste estudo foram misturas automáticas de média viscosidade para a técnica de moldagem monofásica de um passo (materiais de moldagem de vinil siloxanéter, poliéter e vinil polissiloxano).

O modelo mestre foi feito de forma semelhante ao utilizado em estudos anteriores.[5,14,15] Continha primeiros molares de níquel-crómio fundidos em ambos os lados com pontos de referência oclusais e incisivos centrais com pontos de referência linguais. Esses pontos de referência permitiram a medição das dimensões anteroposterior e transversal da arcada. Além disso, o modelo mestre continha uma preparação de coroa de níquel-crómio fundida na posição do primeiro pré-molar direito da mandíbula e foi maquinada com pontos de referência para a medição das dimensões mesiodistal, vestibulolingual e oclusogengival. Uma resina acrílica ortodôntica de polimerização a frio foi confeccionada na face vestibular da base do modelo mestre, do canino direito ao canino esquerdo, e na face lingual da base do modelo mestre, do primeiro molar ao terceiro molar, em ambos os lados, direito e esquerdo. Foi efectuada para uniformizar o assentamento da moldeira durante a moldagem e para uniformizar a espessura do material de moldagem.

Foi fabricada uma moldeira de cromo-cobalto personalizada para melhorar a precisão do modelo de trabalho. Para normalizar o assento passivo e a centragem da moldeira durante a moldagem, foi fabricado um dispositivo personalizado para segurar a moldeira com um peso de 1,2 kg para aplicar a mesma quantidade de força durante a moldagem.[87]

Foi efectuado um total de 30 impressões do modelo mestre utilizando três materiais de impressão, utilizando a técnica monofásica padronizada de um passo, seguindo as instruções dos fabricantes. Estas impressões foram divididas em 3 grupos de acordo com o material de impressão, 10 impressões em cada grupo. Cada grupo foi subdividido em 2 subgrupos (subgrupo A, subgrupo B), com 5 impressões para cada subgrupo. Os espécimes dos subgrupos (A) foram desinfectados por imersão em solução de glutaraldeído a 2% durante 10 minutos e os dos subgrupos (B) não foram desinfectados.

As impressões do grupo desinfectado foram colocadas em atmosfera ambiente de laboratório durante 110 min antes de serem vazadas, enquanto as impressões do grupo não desinfectado foram deixadas em atmosfera ambiente de laboratório durante 120 min. Todas as impressões foram vazadas com gesso dentário de acordo com as instruções do fabricante

Todos os moldes de gesso foram medidos 48 horas depois de retirados das impressões para assegurar a polimerização completa do material de gesso.

O teste da exatidão dos moldes de gesso obtidos foi efectuado através da medição de cinco dimensões em cada molde; a medição antero-posterior (dos incisivos centrais ao primeiro molar esquerdo), as medições da arcada transversal (do primeiro molar esquerdo ao primeiro molar direito), as dimensões mesiodistal, bucolingual e oclusogengival da preparação pré-molar. Estas medições foram efectuadas utilizando um microscópio de medição universal (Carl Zeiss, Alemanha) capaz de medir até 0,001 mm. As medidas dos moldes de gesso foram comparadas com as medidas correspondentes do modelo mestre de aço inoxidável.

Todos os cálculos foram efectuados e os valores registados. Foi efectuada uma análise estatística para avaliar e identificar quaisquer diferenças significativas entre as dimensões do modelo mestre e as dos moldes de gesso de cada material de moldagem e também entre as dimensões dos moldes de gesso que foram vertidos de impressões desinfectadas e não desinfectadas dos três materiais de moldagem. Todos os testes mostraram que não existiam diferenças significativas entre os três materiais e que a desinfeção não afectava a precisão dimensional.

CONCLUSÕES

Dentro das limitações deste estudo in vitro, foram obtidas as seguintes conclusões:

1. Foi demonstrado que não existiam diferenças de precisão entre as impressões de vinil siloxanéter, vinil polissiloxano e poliéter.
2. Foi demonstrado que os três materiais de moldagem testados apresentavam uma precisão aceitável para utilização clínica com desinfeção por imersão.
3. A desinfeção das impressões por imersão em solução de glutaraldeído a 2% durante 10 minutos não teve efeitos negativos na exatidão dos materiais de impressão VSE, PL e VPS.

RECOMENDAÇÕES

Do ponto de vista clínico, recomenda-se:

1. Utilize uma moldeira especial para reproduzir impressões mais exactas.
2. Avaliar a precisão dos materiais em diferentes condições de humidade e diferentes protocolos de desinfeção.
3. São necessários outros estudos clínicos in vivo para confirmar a precisão clínica destes materiais com diferentes protocolos de desinfeção.

REFERÊNCIAS

Anusavice KJ. A ciência dos materiais dentários da Philips. 11th ed. Philadelphia, PA: Saunders, 2003. 205-31.

Ritter AV, Swift Jr EJ. Material de impressão de poliéter de média viscosidade: um relato de caso. Compend Contin Educ Dent 2000; 21(11): 993-6, 998, 1000, 1006.

Rosenstiel SF, Land MF, Fujimoto J. Contemporary fixed prosthodontics. 3rd ed. St Louis: Elsevier, 2007.

Kanehira M, Finger WJ, Komatsu M. Reprodução de detalhes de superfície com novos materiais de impressão dentária elastoméricos. Quintessence Int 2007; 38(6): 479-88.

Stober T, Johnson GH, Schmitter M. Precisão do material de impressão elastomérico de siloxanéter de vinilo recentemente formulado. J Prosthet Dent 2010; 103(4): 228-39.

Tjan AH, Whang SB, Sarkissian R. Avaliação clinicamente orientada da exatidão dos materiais de moldagem habitualmente utilizados. J Prosthet Dent 1986; 56(1): 4-8.

Craig RG, Powers JM. Restorative dental materils. 13th ed. St Louis: Mosby, 2002. 286-99.

Craig RG, John OWJ, Powers M. Materiais dentários: propriedades e manipulação. 6th ed. St Louis: Mosby, 1996. 136-77.

Chen SY, Liang WM, Chen FN. Factores que afectam a precisão da materiais de impressão elastométricos. J Dent 2004; 32(8): 603-9.

Samet N, Shohat M, Livny A, Weiss EI. Uma avaliação clínica das impressões de próteses parciais fixas. J Prosthet Dent 2005; 94(2): 112-7.

Chee WW, Donovan TE. Materiais de impressão de polivinil siloxano: uma revisão das propriedades e técnicas. J Prosthet Dent 1992; 68(5): 728-32.

Mandikos MN. Materiais de impressão de polivinil siloxano: uma atualização da utilização clínica. Aust Dent J 1998; 43(6): 428-34.

Johnson GH, Lepe X, Aw TC. O efeito da humidade da superfície na produção de detalhes de reop de impressões elastoméricas. J Prosthet Dent 2003; 90(4): 354-64.

Wadhwani CP, Johnson GH, Lepe X, Raigrodski AJ. Precisão dos materiais de impressão elastoméricos de presa rápida recentemente formulados. J Prosthet Dent 2005; 93(6): 530-9.

Lepe X, Johnson GH. Precisão do poliéter e do silicone de adição após desinfeção por imersão a longo prazo. J Prosthet Dent 1997; 78(3): 245-9.

Faria AC, Rodrigues RC, Macedo AP, Mattos Mda G, Ribeiro RF. Acurácia de moldes de gesso obtidos por diferentes materiais de moldagem. Braz Oral Res 2008; 22(4): 293-8.

McCabe JF, Carrick TE. Registo de detalhes de superfície em superfícies húmidas com materiais de impressão elastoméricos. Eur J Prosthodont Restor Dent 2006; 14(1): 42-6.

Petrie CS, Walker MP, O'mahony AM, Spencer P. Precisão dimensional e reprodução de detalhes da superfície de dois materiais de impressão hidrofílicos de polissiloxano vinílico testados em condições secas, húmidas e molhadas. J Prosthet Dent 2003; 90(4): 365-72.

Rupp F, Axmann D, Jacobi A, Groten M, Geis-Gerstorfer J. Hidrofilicidade de materiais de impressão elastoméricos não aquosos durante a presa. Dent Mater 2005; 21(2): 94-102.

Mondon M, Ziegler C. Alterações nos ângulos de contacto da água durante a primeira fase de presa dos materiais de impressão dentária. Int J Prosthodont 2003; 16(1): 49-53.

Enkling N, Bayer S, Johren P, Mericske-Stern R.Vinylsiloxanether: um novo material de moldagem. Estudo clínico de impressões de implantes com vinylsiloxanether versus materiais de poliéter. Clin Implant Dent Relat Res, 2012. 14(1): p. 144-51.

Kang AH, Johnson GH, Lepe X, Wataha JC. Precisão de um material de impressão de polissiloxano vinílico de presa rápida reformulado utilizando moldeiras de arco duplo. J Prosthet Dent 2009; 101(5): 332-41.

Aguilar ML, Elias A, Vizcarrondo CE, Psoter WJ. Análise da distorção tridimensional de dois materiais de moldagem na transferência de implantes dentários. J Prosthet Dent 2010; 103(4): 202-9.

Pereira JR, Murata KY, Valle AL, Ghizoni JS, Shiratori FK. Alterações dimensionais lineares em modelos de troquel de gesso utilizando diferentes materiais elastoméricos. Braz Oral Res 2010; 24(3): 336-41.

Kronstrom MH, Johnson GH, Hompesch RW. Precisão de um novo material de impressão dentária elastomérica de metátese de abertura de anel com desinfeção por pulverização e imersão. J Prosthet Dent 2010; 103(1): 23-30.

Schmitter M, Johnson GH, Faggion C Jr, Klose C, Mitov G, Nothdurft FP, et al. Taxas de sucesso clínico para impressões de coroas de poliéter quando misturadas de forma dinâmica e estática. Clin Oral Investig 2012; 16(3): 951-60.
Allen EP, Brodine AH, Burgess JO, Cronin RJ Jr, Donovan TE, Summitt JB, et al. Revisão anual da literatura dentária selecionada: relatório do Comité de Investigação Científica da Academia Americana de Dentisteria de Restauro. J Prosthet Dent 2006; 96(3): 174-99.
Chong YH, Soh G, Setchell DJ, Wickens JL. Relação entre os ângulos de contacto do gesso nos materiais de impressão elastoméricos e os espaços vazios nos moldes de gesso. Dent Mater 1990; 6(3): 162-6.
Derrien G, Le Menn G. Avaliação da reprodução de detalhes para três materiais de matriz utilizando a microscopia eletrónica de varrimento e a profilometria bidimensional. J Prosthet Dent 1995; 74(1): 1-7.
Takahashi H, Finger WJ. Reprodução da superfície da dentina com materiais de impressão hidrofílicos e hidrofóbicos. Dent Mater 1991; 7(3): 197-201.
Boening KW, Walter MH, Schuette U. Significado clínico da ativação da superfície dos materiais de impressão de silicone. J Dent 1998; 26(5-6): 447-52.
Chai JY, Yeung TC. Molhabilidade de materiais de impressão elastoméricos não aquosos. Int J Prosthodont 1991; 4(6): 555-60.
Panichuttra R, Jones RM, Goodacre C, Munoz CA, Moore BK. Materiais de impressão hidrofílicos de poli (vinil siloxano): precisão dimensional, molhabilidade e efeito na dureza do gesso. Int J Prosthodont 1991; 4(3): 240-8.
Milward PJ, Waters MG. O efeito da desinfeção e de um agente molhante na molhabilidade dos materiais de impressão de silicone polimerizado por adição. J Prosthet Dent 2001; 86(2): 165-7.
Walker MP, Petrie CS, Haj-Ali R, Spencer P, Dumas C, Williams K. Efeito da humidade na precisão dimensional e na reprodução de pormenores do poliéter e do polivinilsiloxano. J Prosthodont 2005; 14(3): 158-63.
Erkut S, Can G. Efeitos da descarga incandescente e dos tratamentos com surfactantes na molhabilidade dos materiais de impressão de vinil polissiloxano. J Prosthet Dent 2005. 93(4): 356-63.
Katyayan PA, Kalavathy N, Katyayan M. Precisão dimensional e reprodução de pormenores de dois materiais de impressão hidrofílicos de polissiloxano vinílico testados em diferentes condições. Indian J Dent Res 2011; 22(6): 881-2.
Fano V, Gennari PU, Ortalli I. Estabilidade dimensional de materiais de impressão à base de silicone. Dent Mater 1992; 8(2): 105-9.
Idris B, Houston F, Claffey N. Comparação da exatidão dimensional das técnicas de um e dois passos com a utilização de materiais de impressão de silicone de adição de massa/lavagem. J Prosthet Dent 1995; 74(5): 535-41.
Craig RG, Urquiola NJ, Liu CC. Comparação de materiais de impressão elastoméricos comerciais. Oper Dent 1990; 15(3): 94-104.
Kanehira M, Finger WJ, Endo T. Volatilização de componentes e absorção de água de moldes de poliéter. J Dent 2006; 34(2): 134-8.
Garrofé AB, Ferrari BA, Picca M, Kaplan AE. Estabilidade dimensional linear de materiais de moldagem elastoméricos ao longo do tempo. Ata Odontol Latinoam 2011; 24(3): 289-94.
Al-Zarea BK, Sughaireen MG. Análise comparativa da precisão dimensional de diferentes materiais de impressão de silicone. J Contemp Dent Pract 2011; 12(3): 208-15.
Kumar D, Madihalli AU, Reddy KR, Rastogi N, Pradeep NT. Materiais de moldagem elastoméricos: uma comparação da exatidão de múltiplas projecções. J Contemp Dent Pract 2011; 12(4): 272-8.
Nassar U, Oko A, Adeeb S, El-Rich M, Flores-Mir C.Um estudo in vitro sobre a estabilidade dimensional de um material de impressão de silicone de poliéter vinílico durante um período de armazenamento prolongado. J Prosthet Dent 2013; 109(3): 172-8.
Piwowarczyk A, Ottl P, Büchler A, Lauer HC, Hoffmann A. Estudo in vitro sobre a exatidão dimensional de materiais selecionados para moldagem elástica monofásica. Int J Prosthodont 2002; 15(2): 168-74.
Winstanley RB, Carrotte PV, Johnson A. A qualidade das impressões para coroas e pontes recebidas em laboratórios dentários comerciais. Br Dent J 1997; 183(6): 209-13.
Marshak B, Assif D, Pilo R. Uma técnica controlada de moldagem com massa de vidraceiro. J

Prosthet Dent 1990; 64(6): 635-6.
Monzavi A, Siadat H. Utilização de espaçadores de cera para a moldagem com massa de lavar de coifas de impressão de implantes de encaixe. J Prosthet Dent 2005; 93(5): 494.
Rueda LJ, Sy-Munoz JT, Naylor WP, Goodacre CJ, Swartz ML. O efeito da utilização de moldeiras personalizadas ou de stock na precisão dos moldes de gesso. Int J Prosthodont 1996; 9(4): 367-73.
Thongthammachat S, Moore BK, Barco MT 2nd, Hovijitra S, Brown DT, Andres CJ.Precisão dimensional de moldes dentários: influência do material da moldeira, do material de impressão e do tempo. J Prosthodont 2002; 11(2): 98-108.
Brosky ME, Pesun IJ, Lowder PD, Delong R, Hodges JS. Digitalização a laser de moldes para determinar o efeito da seleção da moldeira e da técnica de formação do molde na precisão. J Prosthet Dent 2002; 87(2): 204-9.
Reddy JM, Prashanti E, Kumar GV, Suresh Sajjan MC, Mathew X. Um estudo comparativo da distância entre pilares de troquéis fabricados a partir de moldeiras de dupla arcada completa com os fabricados a partir de moldeiras de stock de arcada completa: um estudo in vitro. Indian J Dent Res 2009; 20(4): 412-7.
Hoyos A, Soderholm KJ. Influência da rigidez da moldeira e da técnica de impressão na precisão das impressões de polivinil siloxano. Int J Prosthodont 2011; 24(1): 49-54.
Del'acqua MA, de Avila ÉD, Amaral ÂL, Pinelli LA, de Assis Mollo F Jr. Comparação da precisão de moldeiras plásticas e metálicas para moldagens de implantes. Int J Oral Maxillofac Implants 2012; 27(3): 544-50.
Saunders WP, Sharkey SW, Smith GM, Taylor WG. Efeito do desenho da moldeira e da técnica de moldagem na exatidão dos moldes de gesso produzidos a partir de um material de moldagem de polivinil siloxano lavado com massa. J Dent 1991; 19(5): 283-9.
Peregrina A, Land MF, Wandling C, Johnston WM. O efeito de diferentes adesivos na resistência de ligação do vinil polissiloxano a dois materiais de moldeira. J Prosthet Dent 2005; 94(3): 209-13.
Sulong MZ, Setchell DJ. Propriedades do adesivo de moldeira de um silicone de polimerização de adição para materiais de moldeira de impressão. J Prosthet Dent 1991; 66(6): 743-7.
Hogans WR 3rd , Agar JR. A força de ligação dos adesivos de moldeira de elastómero a materiais de moldeira de resina termoplástica e acrílica. J Prosthet Dent 1992; 67(4): 541-3.
Dixon DL, Breeding LC, Bosser MJ, Nafso AJ.O efeito do tipo de material da moldeira personalizada e do tratamento de superfície na resistência de ligação à tração de um sistema adesivo/material de impressão. Int J Prosthodont 1993; 6(3): 303-6.
Payne JA, Pereira BP. Resistência de união de dois materiais de impressão elastoméricos não aquosos ligados a dois materiais de moldeira de resina termoplástica. J Prosthet Dent 1995; 74(6): 563-8.
Bindra B, Heath JR. Adesão de materiais de impressão elastoméricos a moldeiras. J Oral Rehabil 1997; 24(1): 63-9.
Nishigawa G, Sato T, Suenaga K, Minagi S. Eficácia dos adesivos de moldeira para a adesão de materiais de moldagem de borracha de elastómero a plásticos de modelagem de moldagem para moldagem de rebordo. J Prosthet Dent 1998; 79(2): 140-4.
Leung KC, Chow TW, Woo EC, Clark RK.Efeito do tempo de secagem do adesivo na resistência de união do hidrocolóide irreversível ao aço inoxidável. J Prosthet Dent 1999; 81(5): 586-90.
Millstein P, Maya A, Segura C. Determinação da exatidão de moldes de impressão/ moldes de moldeiras de stock e personalizados. J Oral Rehabil 1998; 25(8): 645-8.
Cho GC, Donovan TE, Chee WW, White SN. Resistência de ligação à tração de impressões de polivinil siloxano coladas a uma moldeira personalizada em função do tempo de secagem: Parte I. J Prosthet Dent 1995; 73(5): 419-23.
Marafie Y, Looney S, Nelson S, Chan D, Browning W, Rueggeberg F. Resistência de retenção de materiais de impressão numa moldeira utilizando diferentes métodos adesivos: um estudo in vitro. J Prosthet Dent 2008; 100(6): 432-40.
Smith SJ, McCord JF, Macfarlane TV. Factores que afectam a adesão de dois materiais hidrocolóides irreversíveis a dois materiais de moldeira personalizados. J Prosthet Dent 2002; 88(4): 423-30.
Chai JY, Jameson LM, Moser JB, Hesby RA. Propriedades adesivas de vários sistemas de

materiais de impressão: Parte I. J Prosthet Dent 1991; 66(2): 201-9.
Dixon DL, Breeding LC, Brown JS. O efeito do tipo de material da moldeira personalizada e do tempo de secagem do adesivo na resistência de ligação à tração de um sistema adesivo/material de impressão. Int J Prosthodont 1994; 7(2): 129-33.
Wassell RW, Ibbetson RJ. A precisão das impressões de polivinil siloxano feitas com moldeiras padrão e reforçadas. J Prosthet Dent 1991; 65(6): 748-57.
Campbell SD. Comparação entre os espaçadores de matriz pintados convencionais e os utilizados com as restaurações de cerâmica pura. J Prosthet Dent 1990; 63(2): 151-5.
Morgano SM, Milot P, Ducharme P, Rose L. Capacidade de vários materiais de moldagem para produzir troquéis duplicados a partir de impressões sucessivas. J Prosthet Dent 1995; 73(4): 333-40.
Hung SH, Purk JH, Tira DE, Eick JD. Precisão da técnica de moldagem de silicone de adição de massa de lavagem de um passo versus dois passos. J Prosthet Dent 1992; 67(5): 583-9.
Nissan J, Laufer BZ, Brosh T, Assif D. Precisão de três técnicas de moldagem com massa de polivinil siloxano. J Prosthet Dent 2000; 83(2): 161-5.
Lee IK, DeLong R, Pintado MR, Malik R. Avaliação dos factores que afectam a precisão das impressões utilizando a análise quantitativa da superfície. Oper Dent 1995; 20(6): 246-52.
LaForgia A. Retração de tecido sem fio para impressões para próteses fixas. J Prosthet Dent 1967; 17(4): 379-86.
Wu AY, Donovan TE. Uma técnica modificada de moldagem de um passo com massa de lavar. J Prosthet Dent 2007; 98(3): 245-6.
Sadowsky SJ. Uma técnica de moldagem personalizada simplificada. J Prosthet Dent 2005; 94(5): 468-9.
Wu AY, Donovan TE. A utilização de folhas de resina formadas a vácuo como espaçadores para impressões com massa de lavar. J Prosthet Dent 2007; 97(1): 54-5.
Wassell RW, Barker D, Walls AW. Coroas e outras restaurações extra-coronárias: materiais de impressão e técnica. Br Dent J 2002; 192(12): 679-84, 687-90.
Caputi S, Varvara G. Exatidão dimensional de moldes resultantes feitos por uma técnica de moldagem monofásica, de um passo e de dois passos, e uma nova técnica de moldagem de dois passos com massa de vidraceiro/corpo claro: um estudo in vitro. J Prosthet Dent 2008; 99(4): 274-81.
Franco EB, da Cunha LF, Herrera FS, Benetti AR. Acurácia da técnica de moldagem SingleStep versus 2-Step Double-Mix. ISRN Dent 2011; 2011: 341546.
Singh K, Sahoo S, Prasad KD, Goel M, Singh A. Efeito de diferentes técnicas de moldagem na precisão dimensional das impressões utilizando vários materiais de impressão elastoméricos: um estudo in vitro. J Contemp Dent Pract 2012; 13(1): 98-106.
Rajapur A, Dixit S, Hoshing C, Raikar SP. A influência do espaço da moldeira e da repetição de vazamentos na precisão da impressão monofásica de polivinilsiloxano. J Contemp Dent Pract 2012; 13(6): 824-9.
Tjan AH, Nemetz H, Nguyen LT, Contino R. Efeito do espaço da moldeira na exatidão das impressões monofásicas de polivinilsiloxano. J Prosthet Dent 1992; 68(1): 19-28.
Hahn SM, Millstein PL, Kinnunen TH, Wright RF. O efeito do volume de impressão e das moldeiras de arcada dupla no registo da intercuspidação máxima. J Prosthet Dent 2009; 102(6): 362-7.
German MJ, Carrick TE, McCabe JF. Reprodução de detalhes da superfície de materiais de impressão elastoméricos relacionados com as propriedades reológicas. Dent Mater 2008; 24(7): 951-6.
Christensen GJ. Assegurar a exatidão e a previsibilidade com impressões de arcadas duplas. J Am Dent Assoc 2008; 139(8): 1123-5.
Ceyhan JA, Johnson GH, Lepe X, Phillips KM. Um estudo clínico que compara a precisão tridimensional de um molde de trabalho gerado a partir de duas moldeiras de arcada dupla e uma moldeira personalizada de arcada completa. J Prosthet Dent 2003; 90(3): 228-34.
Millar BJ, Dunne SM, Nesbit M. Uma comparação de três agentes molhantes utilizados para facilitar o vazamento de matrizes. J Prosthet Dent 1995; 74(4): 341-4.
Balkenhol M, Wöstmann B, Kanehira M, Finger WJ. Teste da barbatana de tubarão e qualidade da impressão: uma análise de correlação. J Dent 2007; 35(5): 409-15.
Baharav H, Kupershmidt I, Laufer BZ, Cardash HS. O efeito da largura sulcular na precisão

linear dos materiais de impressão na presença de um rebaixo. Int J Prosthodont 2004; 17(5): 585-9.
Martin N, Martin MV, Jedynakiewicz NM. A estabilidade dimensional dos materiais de impressão dentária após imersão em soluções desinfectantes. Dent Mater 2007; 23(6): 760-8.
Kotsiomiti E, Tzialla A, Hatjivasiliou K. Precisão e estabilidade de materiais de impressão sujeitos a desinfeção química - uma revisão da literatura. J Oral Rehabil 2008; 35(4): 291-9.
Nissan J, Gross M, Shifman A, Assif D. Efeito do volume de lavagem na exatidão das impressões em massa de polivinil siloxano. J Oral Rehabil 2002; 29(4): 357-61.
Hamalian TA, Nasr E, Chidiac JJ. Materiais de impressão em prótese fixa: influência da escolha no procedimento clínico. J Prosthodont 2011; 20(2): 153-60.
Luthardt RG, Walter MH, Quaas S, Koch R, Rudolph H.Comparação da correção tridimensional das técnicas de moldagem: um ensaio controlado aleatório. Quintessence Int 2010; 41(10): 845-53.
Takahashi H, Finger WJ. Efeitos da fase de presa na exatidão das impressões de mistura dupla feitas com silicone de cura por adição. J Prosthet Dent 1994; 72(1): 78-84.
Especificação ANSI/ADA 19/ISO 4823:2000. Materiais de impressão elastoméricos para medicina dentária; aprovada em abril de 2004. Disponível em: http : //www.ada. org/830.aspx# 19.
Thouati A, Deveaux E, Iost A, Behin P. Estabilidade dimensional de sete materiais de impressão elastoméricos imersos em desinfectantes. J Prosthet Dent 1996; 76(1): 8-14.
Norling BK, Reisbick MH. O efeito de surfactantes não iónicos no aprisionamento de bolhas em materiais de impressão elastoméricos. J Prosthet Dent 1979; 42(3): 342-7.

الملخص العربي

أجريت هذة الدراسة لتقييم دقة الأبعاد لمادة المقاسات المهجنة الجديدة الفينيل سيلوكسان ايثر ومقارنتها مع اكثر المواد المستخدمة وهما البولي ايثر و الفينيل بولي سيلوكسان .

مواد الطبعات المستخدمة في هذة الدراسة الفينيل سيلوكسان ايثر و البولي ايثر و الفينيل بولي سيلوكسان. هذة المواد عبارة عن مواد متوسطة اللزوجة و تأخذ هذة الطبعات بخطوة واحدة باستخدام جهاز الأوتومكس .

النموذج المستخدم في هذة الدراسة عبارة عن نموذج للاسنان السفلية صنع مشابه لنماذاج استخدمت في عدة دراسات سابقة.

يحتوي النموذج على ضرس أول في الجهة اليمنى وضرس أول في الجهة اليسرى من المعدن ويوجد فيهما نقاط على السطح الاطباقي. كما يحتوي النموذج على قواطع متوسطة في الجانب الايمن والايسر للنموذج مصنعة من المعدن ويوجد بينهما نقطة عل السطح اللساني تستخدم هذة النقاط كمرجع لقياس البعد بين القواطع المتوسطة و الضرس الاول من الجهة اليسرى والبعد بين الضرس الايمن والايسر. بالاضافة الى ذلك يحتوي النموذج على ضاحك ايمن من المعدن محضر يحتوي على خط نهائي اطباقي وخط نهائي لثوي يتم استخداهما كمرجع لقياس البعد ما بين الجهة الانسية الى الجهة الوحشية، البعد ما بين الجهة الخدية الى الجهة اللسانية و البعد ما بين الجهة اللثوية الى الجهة الأطباقية.

تم تصميم قالب خاص من الكروم كوبلت يستخدم في اخذ الطبعات لنموذج الأسنان السفلية. لتوحيد جلوس ونزول القالب في مكانه الصحيح تم تصميم جهاز خاص لحمل القالب كما تم استخدام كيلو و مئتين غرام للحصول على كمية متساوية من الضغط اثناء أخذ الطبعات .

لتعويض عمل الطبعات في جو الغرفة بدلا من درجة حرارة الفم تمت مضاعفة وقت تجهيز الطبعة المحددة بواسطة الشركة المنتجة.

ثلاثون طبعة من نموذج الاسنان السفلية أجريت بأستخدام خطوة واحدة وقد تم طلاء القالب بلاصق خاص حسب تعليمات الشركة المصنعة لكل مادة. تم تقسيم الثلاثون طبعة الى ثلاث مجموعات رئيسية كل مجموعة رئيسية تحتوي على مجموعتين فرعيتين المجموعة الفرعية الأولى تم غسلها بالماء لمدة ٥ ثواني ثم تم وضعها في محلول تعقيم هذا المحلول عبارة عن ٢%جلات الداهيد لمدة ١٠ دقايق بعد ذلك تم صبها بأستخدام جبس من نوع IV بعد ١١٠ دقيقة أما بالنسبة للمجموعة القرعية الثانية فقد تم غسلها بالملء لمدة ٥ ثواني ومن ثم صبها بأستخدام نفس الجبس المستخدم.

تم قياس الصبات الحجرية بعد ٤٨ ساعة من فكها من الطبعات للتأكد من أكتمال التفاعل الكيميائي.

تم تقييم دقة الأبعاد للصبات الحجرية من خلال قياس الأبعاد على كل صبة وهي :البعد من النقطة الموجودة ما بين القواطع المتوسطة الأمامية الى النقطة الموجودة في السطح الأطباقي للضرس الأول في الجهة اليسرى كذلك البعد من النقطة الموجودة في السطح الأطباقي للضرس الأول في الجهة اليسرى الى النقطة الموجودة في السطح الأطباقي للضرس الأول في الجهة اليمنى. كما تم تقييم دقة

الأبعاد للدعامة (الضاحك الأول في الجهة اليمنى) وتشمل البعد ما بين الجهة الانسية الى الجهة الوحشية، البعد ما بين الجهة الخدية الى الجهة اللسانية و البعد ما بين الجهة اللثوية الى الجهة الأطباقية.

كل المقاسات قد تمت بأستخدام ميكروسكوب قياس عالمي قادر على القياس لأقل من ١ ميكرون.

تم مقارنة المقاسات على الصبات الحجرية بمثيلاتها على نموذج الأسنان السفلي.

كل المعلومات الأحصائية سجلت و جدولت وقد اظهرت انه لا يوجد أي فروق معنوية بين المواد الثلاث.

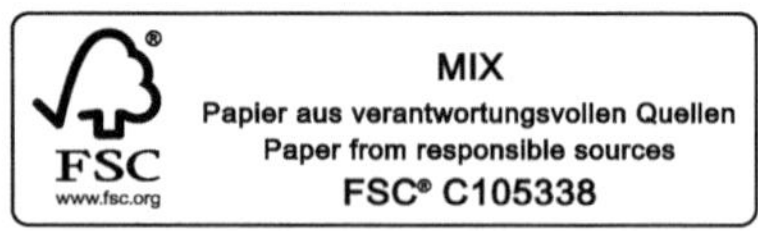

Printed by Books on Demand GmbH, Norderstedt / Germany